U0363663

肩周炎、腰痛、腿无力等

50种常见病

自我康复法

黄木村 ◎著

长江出版传媒

湖北科学技术出版社

图书在版编目（CIP）数据

肩周炎、腰疼、腿无力等50种常见病自我康复法 /
黄木村著. — 武汉 : 湖北科学技术出版社, 2018.6
ISBN 978-7-5706-0108-0

Ⅰ.①肩… Ⅱ.①黄… Ⅲ.①常见病—治疗 Ⅳ.
①R45

中国版本图书馆CIP数据核字(2018)第032839号

著作权合同登记号　图字：17-2017-180

本书通过四川一览文化传播广告有限公司代理，经柠檬树国际书版集团
苹果屋出版社有限公司授权出版中文简体字版

Jianzhouyan Yaoteng Tuiwuli Deng 50 Zhong Changjianbing Ziwo Kangfufa

肩周炎、腰疼、腿无力等50种常见病自我康复法

黄木村　著

责任编辑：兰季平　　　　　　　　　　　封面设计：烟　雨

出版发行：湖北科学技术出版社　　　　　电　话：027-87679468

地　址：武汉市雄楚大街268号　　　　　邮　编：430070

　　　　（湖北出版文化城B座13-14层）

网　址：http://www.hbstp.com.cn

印　刷：北京和谐彩色印刷有限公司　　　邮　编：101111

880×1230　1/32　　　　　6印张　　　　　　200千字
2018年6月第1版　　　　　　　　　　2018年6月第1次印刷
　　　　　　　　　　　　　　　　　　　定　价：38.00元

不为钱、不为利，数十年面对面教学；
但愿众生得离苦，不为自己求安乐

多年前，我刚开始推广这套源自隋朝的运动养生法的时候，困难重重，大部分的人都抱持着不相信的态度，但是我会不断鼓励他们去做，而且我既没有收钱，也不卖东西，或许因为我是无所求的，所以他们最终被我的诚意感动。

当他们接触这套运动法之后，往往得到的答案是圆满的，病痛有了改善，他们开始把我介绍给亲朋好友，所以后来找我指导的人，全部都是口耳相传。

这本书的内容中，有完整的动作教学和古传医论，更结合人体免疫腺体的现代医理提示和常见文明病的防治应用，尽量贴合现代人的居家保健需求。

● 源自于隋朝"智者大师"的静坐养生法 ●

回想早在学生时期，或许是缘分，我的老师（港明初中的林修老师）选择将他毕生所学的养生法传承给我，希望我能够发扬光大。虽然老师教给我很多东西，但因为我是在健康的情况下去学，而非有病的身体，所以起初没有非常投入；直到年纪稍长，深感这套养生操实在是非常好的东西，才更加用心、虔诚地研究这门运动，并且获益匪浅。

书中介绍的运动法源自于隋朝智者大师的静坐方法（记载于《小止观》一书），**运用人体的气来按摩五脏六腑，以改善病症**。而我根据智者大师著作中所提的一些打坐基本动作，加上恩师的领悟与传授，发展出这套运动法。

每当不了解病因为何时，我就会查阅医理的书，如《人体的地图》，**只要弄清楚病因，我就能知道做什么样的动作去缓解**。最初老师教我的动作很多，也比较笼统，我试着去芜存菁，把没有必要的动作删去，浓缩过后的动作不但精准，而且效果也好。

1

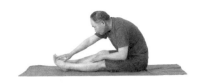

● 无所求地四处推广这套运动法 ●

自从我开始教授这套运动法给需要的人，我也渐渐体会到什么是真正的快乐，因为我帮助了很多人、很多家庭，让他们重拾健康和快乐，自己也感到非常满足，同时更有信心去帮助别人。

多年来，教学的过程中如果遇到问题，我都会和老师讨论，并且密集追踪病患，慢慢去调整，找出最适合的动作。

老师知道我一直在帮助别人，也觉得很感动，庆幸自己没有教错人。虽然老师已辞世，但一日为师，终身为父，我绝对不会违背老师教导我的宗旨，仍将努力把这套运动法推广下去。为了传承师恩，另一方面也是应学员的要求，我定期在台北教课，为团体教学，传授学员们整套运动法，以及回答他们相关的问题；也应邀到各地演讲，推广给更多想长葆健康的人。

● 没有时间、空间的限制，随时随地都可以做 ●

这套运动，没有时间、空间的限制，随时随地都可以做，没有病痛的人，可以保健养生；身体有问题的人，也可以通过练习来改善。

不过，要特别提醒大家，**这套动作是辅助运动，有病痛时，一定要先就医检查治疗；尤其病情严重者，绝对不可以任意停止原有的医疗行为！**

此外，如果在动作上有不懂的地方，千万不要自我解读，还是希望各位能够直接与我联络，当面做咨询效果会比较好。在此，也祝福所有的读者们，身体都能平安、健康。

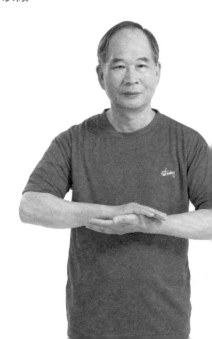

黄木村 谨志

目录

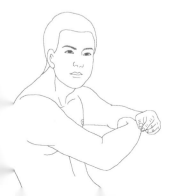

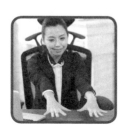

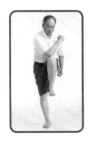

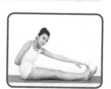

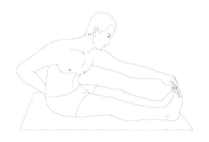

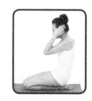

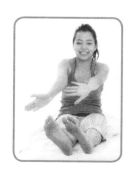

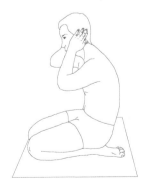

这些身体征兆警告你：
免疫力已经衰退，人要开始受苦!

最近容易累？ 腰酸背痛？ 常常感冒？ 看病吃药都没有起色吗？ ……

下列 30 题请依序作答，答案"是"就在 □ 里打"√"，每题里只要有"√"该题就算 1 分。

最后计算总分对照下页说明，马上了解你的身体现在处于哪一种警戒状态。 小心健康已经拉响警报！

---

1. □经常头痛？ □感觉头很沉重？
2. □会突然出现头晕状况？ □走路不稳？ □耳鸣？
3. □肩颈僵硬？ □经常腰酸背痛？
4. □试过很多按摩、纾压方式，酸痛、压力还是常复发？
5. □感觉压力大、焦虑或急躁？ □长期心情低落？

6. □健忘？ □遇到熟面孔但叫不出名字？
7. □眼压高？ □眼睛常有分泌物？ □视力衰退？
8. □鼻子或皮肤过敏加剧？ □出现新的过敏或炎症？
9. □胸闷、轻压就痛？ □副乳越来越明显？ □胸部、脖子、下巴有肿块？
10. □嘴巴或身上发出异味？ □嘴破皮、喉咙发炎？

11. □手脚容易冰冷、发麻？ □指节僵硬？
12. □腰无法往前或往后弯？ □往前或往后弯腰有一处特别不舒服？
13. □脊椎僵、痛、不动？ □背脊挺不直？ □早起特别酸痛？
14. □无法久坐或久站？ □坐骨神经会隐痛？
15. □体力退步，容易累？ □呼吸变浅？ □喘气声变大？

16. □莫名的心律不齐、心悸，早晚尤其频繁？
17. □对传染病、感冒、肝炎抵抗力差，需借助医药抗病？
18. □脂肪肝？ □腰围过胖？ （男性超过 118 厘米、女性超过 103 厘米）
19. □身上长出凸起的痣、疹斑、息肉、硬块？

20. □常消化不良、胃痛、拉肚子？

21. □常 2 天以上才排便？ □便秘？ □粪便奇臭？
22. □血压过高？ □血压过低？早晚尤其明显？
23. □非刻意改变下，体重变重或变轻？
24. □膝盖无力，上下楼梯特别不便？ □下蹲困难？
25. □脚容易抽筋？ □半夜会乱踢？

26. □运动时间不像以前可以那么长？ □伸展柔软度退步？
27. □失眠？ □睡不好？
28. □对天气变化很不适应？ □越来越怕冷？
29. □慢性病症、三高等服药控制力变差？
30. □遇小病老是要医生开药打针？ □药量越吃越多？

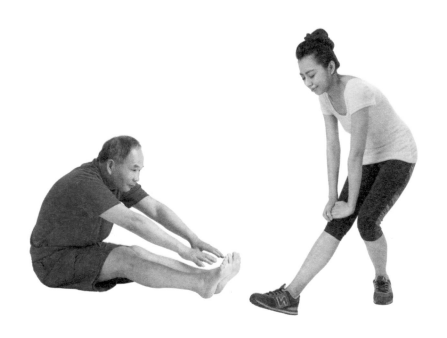

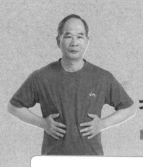

免疫力好不好?
恢复力强不强?

身体状况自我评估总分结果
➡健康警讯 红 绿 黄 !

目前身体算健康,
请继续保持良好的生活和运动习惯。

　　虽然你现在的健康状况没有问题,但不代表就一直不会有问题。尤其工作压力大、久坐少动、步入中年、家族有慢性病或癌症史的人要格外注意。

4 分以下绿灯
目前健康

免疫力、恢复力、体能开始衰退,
找出原因尽早改善。

　　身体开始出现小毛病,易疲劳、腰酸背痛、运动表现明显退步。哪里酸痛疲劳,哪里就有病气累积,趁情况还轻微,赶紧动筋骨、活气血,避免早衰成病。

5~10 分黄灯
机能衰退

从气血、筋骨、体质治本,
身体变好,医药就能减量。

　　身体已经不舒服好一阵子,可能也试过一些保健和医药方法。加强气血根本,让身体变强大。

11~17 分红灯
慢性疾病

生理、心理都要同时医治,
反省病痛的因和果。

　　严重病痛、烦琐的医疗,已经影响你的行动和生活。除了已确诊病症,提防还有潜症会引发;情绪也要适当纾解,正面处理病痛的因果,避免悲观念头。

18 分以上重症
及时就医

第 1 章

别让身体失去自我恢复的能力，
身体能排除病气，才有生机！

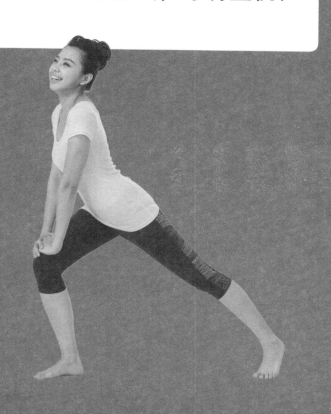

每个人都有管理自体的能力，
自己的身体自己照顾

哪里气血不通，哪里就会酸痛生病

人体本来就具有自我管理的能力。

这套运动法源自隋朝，主要的原理是：**运用自力来拉动筋骨与肌肉，动作简单易做，却能刺激穴道、活络经脉、按摩脏腑、活化新陈代谢**。通过导引全身的气血通畅，促使气血滞碍的酸痛病体恢复生机，回到健康状态。

只是，身体为什么会出问题？

归究古今医论，都脱离不了"无形的气"和"有形的血"两大要素。

当气虚使血流变慢，经络里形成气阻、气结，便是酸痛麻痹的征兆；当血液缓滞瘀积，会加速器官衰败、免疫力降低、毒素二度循环，**往往慢性病缠身，甚至引发细胞癌变**。

可以说"哪里气血不通，哪里就酸痛生病"。

改善体质，要先通气血，不能只吃补药

气足血行，是人的健康之本。而运动，是畅通气血最直接的方法。

"提升身体的能量，达到身体、心灵健康"是本套运动的最高境界，让我们能达到**"自己的身体自己照顾"**的目标。不但能减轻经济负担、降低医疗资源浪费，还能有尊严、自在、健康地乐活延寿。

只吃药打针不治本，
较多的人多病、老气、短寿

惊人! 免疫力随时都在衰退!

现代人的病，七八成都是生活习惯造成的，久坐少动、晚睡、生气急躁、吃多吃咸、乱吃补药……24 小时都在累积气血筋骨的负担，加上身体的老化，都造成免疫力变弱。

此外，许多人长期压力大，心情抑郁，导致免疫系统紊乱，甚至产生神经官能症；**或在遭遇重大变故后，突然罹患癌症**! 很多实例都提醒我们，生理不平稳，会导致心理不平稳，反之亦如此。因此，要多学习释放压力的方法，对外先照顾好自己的身体，外在影响力便会降低，以后日子才能过得好!

免疫力、修复力和寿命息息相关，病症和病因需要校正

健康能力包含防御对抗病毒的**"免疫力"**；疲劳、病痛、受伤后的**"修复力"**。所以当健康有问题，为了全面调养身心生活，不仅要对症吃药打针，还必须了解病因，从病根去校正。

免疫功能差 ➡ 经常生病，小病变大病，且容易罹患癌症!

外在环境的细菌病毒是消灭不完的。强化自体免疫系统，才能降低得病率和用药量，避免弱化气血细胞能量，形成容易癌变的体质。

修复功能差 ➡ 酸痛虚寒，功能易早衰，慢性病缠身!

疲劳、疾病或受伤，都需靠身体从内在自发修复。而久坐、压力、熬夜往往导致气血循环、组织功能不良，长期受筋骨酸痛、三高、肥胖、心血管病等威胁。

若忽视身体衰退的三大征兆，你就像温水煮青蛙……

**身体衰退三大征兆：
自主神经 + 气血循环 + 免疫力 都亮红灯！**

身体健康下降时，警讯主要表现在"自主神经""气血循环"和"免疫力"三方面，三者会交叉影响，互为因果。长期忽视这些征兆和运动养生的重要性，人就像温水煮青蛙，生机所剩无几，就算拥有再多财富功名也是枉然。

❶
自主神经衰退病兆

自主神经分"交感神经"和"副交感神经"，前者为促进、行动性功能，后者为休息、抑制性功能；当两者协调平衡，你不会察觉其运作。然而长期受疲劳、压力、慢性病影响，便可能造成自主神经失调。

事实上，**"自主神经"掌控身体的"血液循环"和"免疫力"**。例如"交感神经"紧张时，人体末梢血管收缩，影响气血循环，会出现肌肉紧绷、关节僵硬、肩膀、后颈、腰部、下背处酸痛，血压也不稳定。若是"副交感神经"紧张，则容易呼吸急促、情绪不安、身体疲惫、注意力无法集中、免疫功能下降。

头晕、偏头痛、头皮麻、
视力模糊、听力退化、耳鸣、
过度换气、无法呼吸、
喉咙有异物感、心悸、胸闷、
皮肤瘙痒、手抖、
手指或脚趾麻、四肢冰冷、
睡不安稳、记忆力退化、
胃痛、食欲不振、腹泻或便秘、
频尿或残尿、外阴瘙痒、
忧郁、恐慌、暴躁……

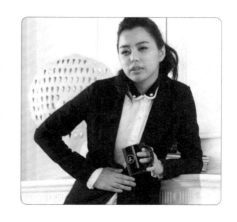

❷ 气血循环衰退病兆

人体气血运行于经脉和络脉，组织细胞都依循它们送来氧气和养分，同时将代谢产生的废物和二氧化碳带走。经络一旦堵塞，血液和淋巴液瘀积，各个系统的运作就开始脱序。

当气血循环不良，**"末梢神经"**和**"微血管"**首当其冲，很快便影响自主神经，除了手脚麻痹、跛足、在经络上可摸到凸硬的气结，还可能导致晕眩、耳鸣、视力模糊，严重者还会出现颈部僵痛、心肌梗死和脑卒中。此外，"淋巴腺"是免疫系统最重要的部分之一，循环阻塞时，代谢力和免疫力一起降低，此即生病和致癌的主因。

> 感冒、久咳不愈、
> 口腔嘴角常破、大量掉发、
> 脸部痤疮常化脓、伤口愈合慢、
> 外食常上吐下泻、严重倦怠、
> 特定疾病不断复发
> （如荨麻疹、带状疱疹）、
> 生殖或泌尿系统反复感染、
> 淋巴腺肿大或疼痛、
> 硬块或肿瘤、贫血、
> 白细胞偏低……

❸ 免疫系统衰退病兆

当免疫力变差时，外邪入侵酿成病痛，生理影响心理，就像骨牌效应，会导致自主神经失调、气血循环受阻。而当免疫力健康，则会将身心的正能量反馈给自主神经和气血循环，促成健康的平衡状态。

每当季节交替、病毒流行期都是考验免疫力的关键时刻。如果你罹患感冒、肠胃炎、肝炎等的概率比别人高、一出入公共场所就生病、生病都要拖很久才会好，那免疫力实在让人担心啊！

> 脸色苍白、黑眼圈、
> 皮肤瘙痒、口干舌燥、
> 眼球干涩、掉发、
> 指甲断裂、手脚冰冷、
> 体温偏低、抽筋、腰酸背痛、
> 水肿、三高、腹泻、吸收不良、
> 腹部和臀部累积脂肪、倦怠、
> 阳痿、不排卵、经血量少、
> 睡不饱、慢性疲劳、老化早、
> 气结、肿瘤……

正确运动3分钟，健康有效果！
源自隋朝的运动法增强免疫力

直接运动：头痛医头。间接运动：头痛医脚

相较于对症下药的西方医学，运动法采用的是"疏导"而非"围堵"的方式，应用此原理运动，让气血流畅、排掉病气，即改善病痛。一般应用方法分为两种：

❶ 简单的"直接运动原则"：即哪里的器官有疾病，就运动哪里。

❷ 复杂的"间接运动原则"：即运动疾病器官的远端，如：头的问题，由脚解决，为"内病外医"的精神。

而这两种方法要有痊愈的效果，都得先了解疾病发生的原因，才能做出正确的处理。

例如：

因：同样脊椎受伤→果：可能会造成腰背、肩颈、坐骨或腿神经痛麻，甚至引起头部病变、手脚冰冷、脊椎钙化或不孕。概因中枢神经系统包覆在脊椎内，脊椎若受伤将引起神经系统的退化，造成组织器官或内分泌病变。

又或者同样的果：心悸→

若因：心脏气血不足造成，做"双呼吸""推手造血""拉下巴"及"缩小腹"可以改善；

若因：压力造成，做"双呼吸""手指末梢弯曲""鼻吸嘴呼"可以改善；

若因：胃病造成，则做"双呼吸""缩小腹"可以改善。

直接运动的特性

- 特性："只针对疾病的所在"。
- 例如：做"缩小腹"共振后腰"命门穴"，促进血液流回心脏。
- 少数疾病才用直接方式，如妇科病。

间接运动的特性

- 复杂度："寻找疾病的最大影响范围"。
- 例如：做"推手造血"改善血液循环。
- 大多数疾病都是用间接方式，采用内病外医方法。

只要有呼吸，每次3分钟，就能做运动

运动最害怕就是无法持之以恒，给自己找一大堆借口。不过这套运动法最大的特色就是简单易做、不费力、无须特定场所、不假外力，只要身体还能动就可以做，让持续练习变得不那么困难。

· 练习时，一次做一个动作就好，尽量不要同时做一个以上的动作。
· 单一动作每次最好能做3分钟，每天做5次（如：起床后、上午、下午、晚上、临睡前），可自行安排时间，多做无妨。
· 但仍应视个人体力来执行，避免将一天要做的5次运动集中做完，一次做很长的时间。

安静、柔和的体内运动，做完不会觉得太疲累

因为本运动是属于"安静、柔和的体内运动"，运动时身心放松，速度不急不缓，动作都是非常轻松自然、无压力，所以做完运动也不会有过于疲累的感觉，无副作用，多做多受益。

此外，日常作息应注意不可熬夜、睡眠要充足，否则会影响健康痊愈的速度。因为我们身体的各个器官每天都在努力运作，只有夜晚进入睡眠的时候，大部分器官组织才会停止运作或减缓运作速度，使组织器官获得休息；且睡眠中新细胞会分裂或生成，所以足够的睡眠与休息，可使组织器官正常代谢与再生，提升免疫系统。

你照顾身体1天，身体会照顾你7天

身心健康是人生幸福的基础，天天做运动，才能增强体内细胞免疫力。这也是为什么我常劝告学员和病患，"自己照顾身体1天，身体就会照顾你7天"。只要你愿意努力爱惜自己的身体，生命自然会给你良好的回馈。

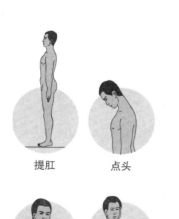

提肛　　　点头

弓背　　　转手

第 **2** 章

从呼吸、动手动脚开始！

七大基本动作，
提高人体免疫力！

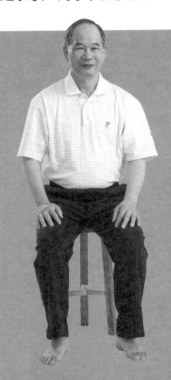

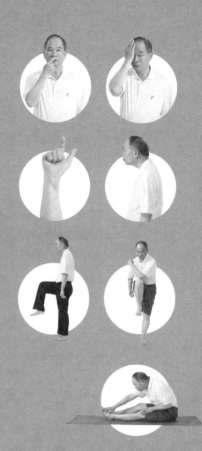

1 呼吸动作

2 手部动作

3 脚部动作

4 脸部动作

5 肩颈动作

6 腹部动作

7 脊椎动作

+ 特别叮咛！
做运动后的"身体反应"和"舒缓动作"

五大腺体既要分工又要合作，不是越强越健康

人体防御外物入侵有两大关卡：第一关在身体外围，例如皮肤、体毛、黏膜组织等，能直接阻挡外界物质入侵，但阻隔率非百分之百；第二关由腺体、器官等组成体内免疫系统，负责免疫细胞的制造和输送，包括：**淋巴腺、扁桃体、甲状腺、乳腺、前列腺**、骨髓、脾脏、盲肠等。

各腺体必须分工协调，预防功能低下就容易受害生病；但当免疫腺分泌过盛（例如自主神经失衡引起），会同时伤及好的细胞，恐怕造成体内发炎、过敏加剧、红斑狼疮、类风湿关节炎等，**严重时会引起呼吸和器官衰竭**；免疫系统不是越强就越健康。

在本书中，我提出各动作其活络的前四大免疫腺，以及加入女性特别关注的"乳腺"（与内分泌、乳腺癌、授乳婴儿的生长和免疫力都有关），希望帮助大家做最适合的运动，更全面保健防病，或即时缓解不适。

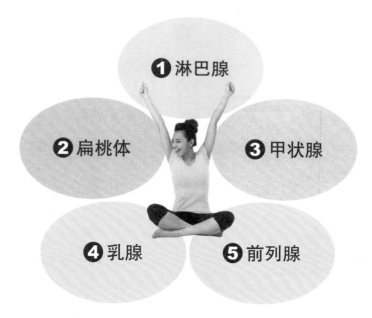

❶ 淋巴腺
➡肿大增生可能是癌症的征兆

淋巴腺或称"淋巴结"，人体各处都有淋巴腺分布，**在"三窝"最容易摸到：颈部、腋窝、腹股沟。**淋巴腺负责聚集淋巴细胞，当细菌和病毒入侵，淋巴细胞快速增生而肿大来杀敌。其网状组织类似过滤器，会筛出病菌和癌细胞，再交由免疫细胞歼灭。

淋巴腺肿大代表健康异常。如果淋巴腺过度增生，也可能是癌症的征兆；在诊断癌症病患时，常把淋巴腺的转移视为分期依据。

❷ 扁桃体
➡病菌入侵的第一道警报器

扁桃体位于鼻腔顶壁、咽部、口腔的交界处，由黏膜下淋巴组织所集成的团块，外形长得像扁桃。它包含：张嘴就看得到在咽部两边的"颚扁桃体"，和另外的"咽扁桃体""舌扁桃体"。扁桃体帮我们对抗病菌的感染，它处在前锋位置，发生炎症或异物警讯，都会第一时间提醒我们要注意咽喉、呼吸道、肺部、嘴鼻等相关疾病。**当工作太累、抵抗力变差时，或像我有时候演讲太久、话讲太多，扁桃体可能就会红肿。**只要多注意，赶紧调养正常，免疫系统就不会出问题。

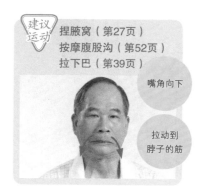

建议运动

捏腋窝（第27页）
按摩腹股沟（第52页）
拉下巴（第39页）

嘴角向下

拉动到脖子的筋

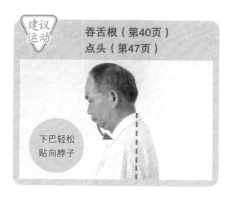

建议运动

吞舌根（第40页）
点头（第47页）

下巴轻松贴向脖子

❸ 甲状腺

➡影响内脏新陈代谢率

甲状腺位于气管两旁，负责分泌甲状腺素，**影响身体对激素的敏感度，并左右器官的代谢率，帮助气血循环；也协助中枢神经保持正常敏锐度。**当免疫系统大量制造抗体，会刺激甲状腺素分泌。甲状腺素若分泌过盛，中枢神经兴奋度提高，会有焦虑、心悸、手指颤抖、体重减轻等症状；反之会有代谢变慢、记忆力衰退、嗜睡、低血压、反应迟钝、体重增加、体温偏低等症状，而且容易外邪入侵而生病。

❹ 乳腺

➡男女老幼都要常疏通

乳腺从汗腺分化演变而来，产妇能在催乳素的作用下分泌乳汁、喂食宝宝；但常见的乳腺管阻塞、肿块、乳腺炎（细菌感染）等，不论男女老幼都可能会得。不宜依赖抗生素来抑炎，也不能靠硬挤疏通硬块；**建议大家适度按摩、运动腋窝、温敷，能有效又温和地保持乳腺畅通。**

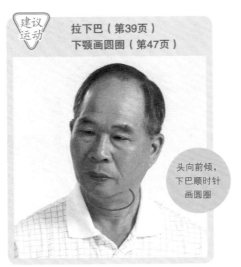

建议运动
拉下巴（第39页）
下颚画圆圈（第47页）

头向前倾，下巴顺时针画圆圈

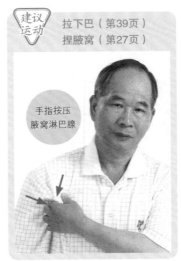

建议运动
拉下巴（第39页）
捏腋窝（第27页）

手指按压腋窝淋巴腺

❺ 前列腺
➡免疫力低容易导致前列腺炎

前列腺是男性特有腺体，位于骨盆腔底、膀胱下方。**作为外分泌腺**，分泌的前列腺液是构成精液的主要成分，其抗菌因子能保护尿道避免泌尿疾病；**作为内分泌腺**，则分泌前列腺素，参与血压和免疫功能的调节，并协同制造淋巴细胞。压力大时，免疫力受到抑制，前列腺相对容易发炎，也会减少前列腺素的分泌。

建议
运动
抬大腿（第31页）
按摩腹股沟（第52页）

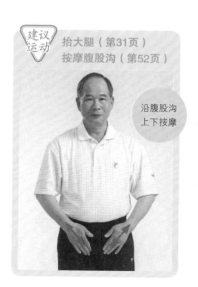

沿腹股沟
上下按摩

〈特别叮咛!〉
6个让运动
更有效的秘诀

❶1次做1个动作，1个动作至少做3分钟，每天做5次。

❷动作随时可做，但"腹部、减肥运动"饭后90分钟、"定肌法"饭后120分钟后再做。

❸生活忙碌的人，每天至少做这4个动作，就能促进气血循环，达到基本的保健功效：拉下巴(第39页)、缩小腹(第49页)、推手造血(第23页)、提肛（第53页）。

❹搭配适量规律的饮食、睡眠，全面提升免疫力。

❺心态上，不可操之过急或求立即见效；动作上，要放轻松，不宜太僵硬用力或速度太快。用心体会运动给身体带来的改变，可逐渐领悟到此运动带来的身心的健康。

❻本运动并非治疗行为，原有的医疗程序请遵照医师的指示进行，勿擅自更改。癌症病人若能抱持"与肿瘤和平共处"的心态，而不是"不除之不快"的心理，再配合本运动、调整饮食、导正作息，癌症是有可能痊愈的！

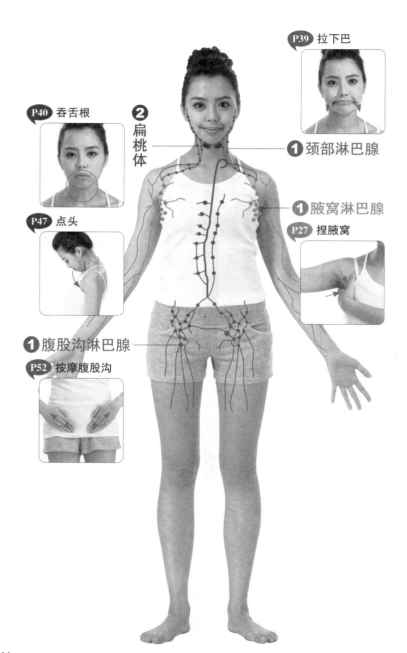

P39 拉下巴

P40 吞舌根

❷ 扁桃体

❶颈部淋巴腺

P47 点头

❶腋窝淋巴腺

P27 捏腋窝

❶腹股沟淋巴腺

P52 按摩腹股沟

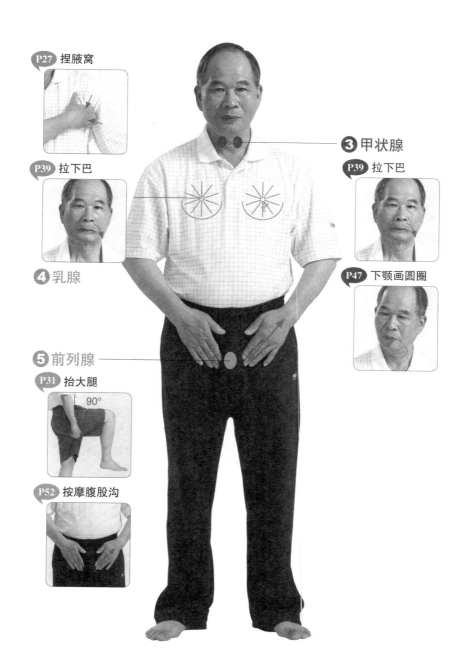

P27 捏腋窝

P39 拉下巴

❸ 甲状腺

P39 拉下巴

❹ 乳腺

P47 下颚画圆圈

❺ 前列腺

P31 抬大腿

90°

P52 按摩腹股沟

呼吸动作 | 把酸痛病气吐掉，同时按摩五脏

帮病气找到最快的出路，就不易生病

人体形同一个有窍孔的容器，这些窍孔和代谢作用关联密切，因为身体或多或少会产生废气和病气，必须尽快循着洞孔将坏气排出，让身体维持健康。老祖宗相信掌握"气"的进出，**学习吐纳的功夫，是养生的重要方法之一**，早在东周战国初年，《行气玉佩铭》描述如何炼养内气，归结"顺生逆死"；武术里说"气沉丹田"，都是同样的道理。

而我看**"呼吸"不是狭隘的肺部活动**，它不但是吸入有益的氧气，代谢出有害的病气，**更是调整全身状态的一种方法**，是养生的基本功，而且24小时都能做呼吸运动。

懂得呼吸，学会随时排病气的养生功

人体的神、气、精各蓄养在上丹田（两眉之间）、中丹田（两乳之间）、下丹田（肚脐以下），我常和学员说：健康问题出在哪里，就从哪里把气吐掉。

例如，上班族下午常会偏头痛，建议做"鼻吸少、鼻呼多"，把力量放在头顶，让病气从"百会穴"排出；胸闷的人做"鼻吸少、嘴呼多"，力量放在胸腔中央，让病气从"膻中穴"排出；常腹痛的人适合"鼻吸、嘴呼、至腹部"，把力量放在腹部，让病气从肚脐下方的"气海穴"排出。

常动"九孔"按摩内脏，身体自然恢复健康

呼吸不只是鼻口的任务，人体共有九个窍孔（九孔）：眼睛两孔、耳朵两孔、鼻子两孔、嘴巴、肛门、尿道，它们都各有相连的脏腑。如果能设法运动九孔，就等于提供氧气、按摩脏腑，随时排恶换新。

例如古人说**"肺开窍于鼻"**，鼻孔一边主肺，一边主肝，轮流用"单侧鼻孔呼吸"，就是轮流帮肺和肝按摩；有肝炎、肺病者宜多练习。又如**"肝开窍于目"**，熬夜一族容易眼压过高，往往肝功能也差，而改掉熬夜恶习后，眼压、肝指数便会同时好转了。

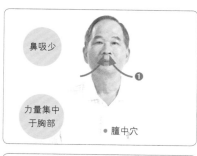

① 将力量放在胸部左右中央的"膻中穴"，先由鼻子吸气。
② 缓缓从嘴巴呼出又细又长的气，鼻吸气少、嘴呼气多。通过废气排出、交换氧气的动作，促使身体细胞有氧化。反复多做，不可少做。

[效用] 能立即**降火气**、**减轻压力**，常做可改善**忧郁恐惧症**、**解毒**，并改善运动过程中产生的不适反应与好转反应。

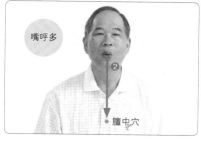

主要作用 ➡ **让身体细胞有氧化**

鼻吸少、嘴呼多

① 将力量放在头顶中央的"百会穴"，先由鼻子吸气。
② 缓缓从鼻子呼出又细又长的气，吸气少、呼气多，让氧气能够进入脑内再排出。

[效用] 减轻脑压、偏头痛、头晕，改善脑压内分泌不平衡。

注意 本页两个呼吸运动宜多做，但应选在空气清新的地方，勿在大马路上做。

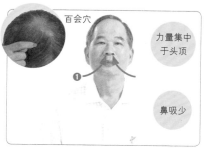

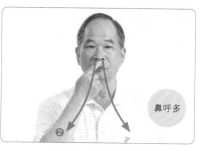

主要作用 ➡ **让氧气进出脑内**

鼻吸少、鼻呼多

双呼吸

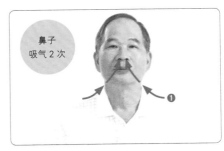

鼻子
吸气 2 次

❶ 鼻子连续吸气 2 次。
❷ 再从嘴巴连续哈气 2 次，有助加速心脏血液循环。

[效用] 帮助心脏直接运动，改善心脏肥大，及其造成的头晕、头痛、心悸。

嘴巴
哈哈 2 次，
不可用力

注意 嘴巴哈哈 2 次时，不可用力，以免反而造成胸腔压力、心跳过快。

鼻吸、嘴呼、推手造血

❶ 鼻子吸气，两手掌心在腹部前面平放互贴。
❷ 仅以掌心之力左右相轻推，促进造血。
❸ 再以嘴巴呼气，同时放松掌心和腋窝。重复做 3 分钟，最后稍微动一动腋窝。

[效用] 促进血液循环与心脏运动，舒缓右手中指关节（心包经）疼痛，改善血液疾病。

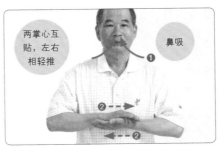

两掌心互贴，左右相轻推

鼻吸

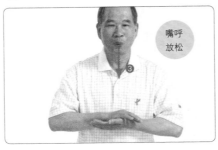

嘴呼
放松

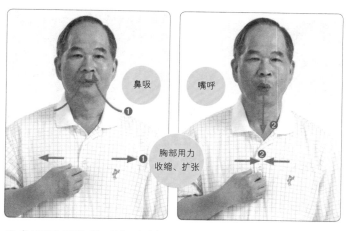

鼻吸、嘴呼、胸部用力

鼻吸 / 嘴呼

胸部用力收缩、扩张

❶ 鼻子吸气到胸部，吸气时胸部用力扩张。

❷ 再以嘴巴呼气，胸部用力收缩。胸腔反复扩张、收缩，加速排除郁气。

[效用] 改善运动造成的胸闷。

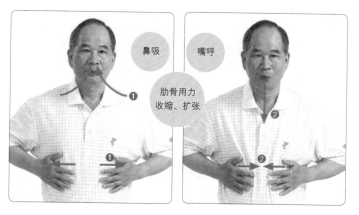

鼻吸、嘴呼、动肋骨

鼻吸 / 嘴呼

肋骨用力收缩、扩张

❶ 先以鼻子吸一口气，吸气时肋骨用力扩张。

❷ 吸气到肋骨即嘴呼出，呼气时肋骨用力收缩，借由肋骨用力扩张与收缩来按摩肝脏。

[效用] 帮助肺脏、肝胆按摩，有助改善肝病。

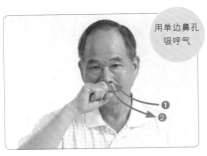

用单边鼻孔
吸呼气

❶嘴巴闭着，以食指关节塞住单边鼻孔，只留另一边鼻孔吸气。

❷吸满后再由同一鼻孔呼气，反复做3分钟。

❸换另一边鼻孔吸气呼气。借由两边鼻孔轮流做吸呼气，帮助空气直接传到肝脏、肺脏。

[效用]协助肝脏、肺脏氧气运动，改善肝病。

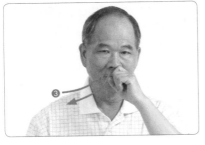

主要作用 ➡ 肝脏运动 肺脏运动

单孔呼吸

❶鼻子吸入一口气，再闭嘴憋气。

❷弯曲手指以两指指节塞住双鼻孔，慢慢做鼻呼气，让气从眼、耳排出，有助按摩眼睛、耳朵。

[效用]改善耳鸣、耳疾或眼疾，保持耳聪目明。

注意 心脏不佳者不可以做此动作。憋气长短视个人体力而定，不宜勉强。塞鼻孔呼气时不可太用力。

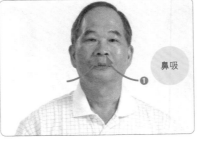

鼻吸

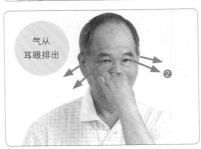

气从耳眼排出

主要作用 ➡ 按摩眼睛、耳朵

塞鼻孔呼气

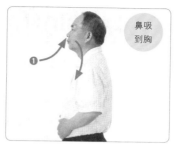

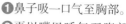

鼻吸
到胸

❶鼻子吸一口气至胸部。

❷再以嘴巴呼气至腹部，同时腹部鼓起。

[效用] 改善腹部不适，促进血液循环和"四大"（地、水、火、风）。

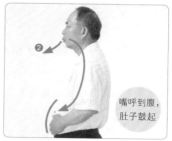

嘴呼到腹，肚子鼓起

注意 四大不通则腹部鼓胀，终至器官渐渐坏死。"四大"指构成一切物体的要素，包含地、水、火、风，而人体也是由四大和合而成。"地"以坚硬为性，如：指齿、皮肉、筋骨；"水"以润湿为性，如：腺体、唾涕、脓血；"火"以燥热为性，如：体温热度；而"风"以流动为性，如：呼吸动转。

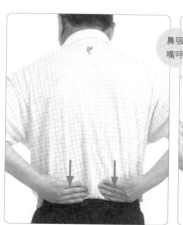

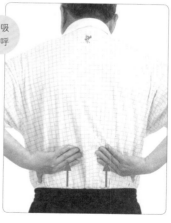

鼻吸
嘴呼

❶双手手掌放在后腰，随呼吸上下按摩肾脏。

❷由鼻子吸气到肾脏，然后用嘴呼气。

[效用] 帮助肾脏运动，舒缓**肾脏病**引发的**腰背疼痛**。

手部动作 | 紧张和压力，手掌是最佳出口

末梢神经，是血液循环警示灯

四肢末梢离心脏最远，手脚指节一旦少动，就会气血循环不良，逐渐冰麻僵硬。氧气和养分无法送达，不但末梢神经会损坏，体内器官的病气和压力也没有出口，所以常会腰酸背痛，严重时还会导致行动不便、眼茫、听障、阿尔兹海默症、性衰退等。

要活络末梢神经、改善循环很简单，例如竖起拇指比"一"，再换四指比"四"，让五指轮流伸展，能马上暖手，促使上身气血通畅，还可预防感冒；再者，**手的末梢神经和孕妇及胎儿的脐带相通，孕妇做等于帮胎儿运动**。

压力是一种病毒，从手掌释放，勿郁闷过夜

现代人也常因为工作压力，使腕关节或肩膀酸痛，简单摇动"手腕上下"就能缓解。经常手酸、有肩周炎的人，我也建议**手伸直、向内和向外做"转手"**，从手腕、手臂到肩膀一起活动放松，改善连带问题。

此外，紧张或天热时没胃口，反复"用力握拳"刺激手指神经，能连动施力胃部，促进消化功能，自然提振食欲。因为**手指末梢神经和胃部相**连，运动手指等于是按摩胃脏，帮胃放松。像有些上班族、考生一紧张就会胃痛，这时做"手指末梢弯曲"，重复模拟抓东西、再放开，持续做3分钟就会解痛。如果再**搭配"鼻吸嘴呼"呼吸法**，效果更好。

学鸭子能长寿，一次散热3分钟，每天做3次

"鸡和鸭，谁的寿命比较长？"我常这样问学生。答案是"鸭"。鸭有蹼能散热，希望大家记住散热的重要，身体不会过热而出问题。有空时多做"张手、收拢、张手"3分钟，当感觉手胀胀的，就代表热的病气从指缝排出。

手指末梢神经也联结到脑部，发烧时，握拳用"拇指摩擦四指"，拉动虎口"合谷穴"，能退烧散热。常用"手指压掌心"，则有助提升记忆力、预防阿尔兹海默症。

手指比一四

主要作用 ➡ 运动手部末梢神经

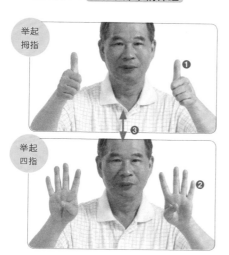

举起
拇指

举起
四指

❶ 双手"竖起大拇指",伸展指关节。

❷ 双手改比"四",伸展四指。

❸ 双手拇指、四指变换伸展,以拉动指节和末梢神经。末梢神经也和孕妇及胎儿的脐带相通,同步做运动。

[效用] 运动手指末梢神经,可以促进手部血液循环,改善手冰冷,预防感冒。孕妇借此动作多拉动末梢神经。

> 注意 可与"脚趾比一四"等脚部运动同时做(第32页),要轻轻做,不可太用力。

推手造血

主要作用 ➡ 造血 促进血液循环

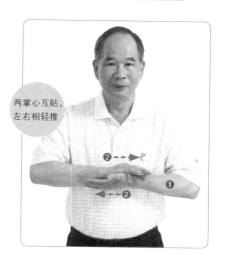

两掌心互贴,
左右相轻推

❶ 双手手掌平放在腹部前方,掌心相贴,手腕平直勿弯曲。

❷ 仅用掌心之力左右相轻推,手掌心很快会觉得温热。

[效用] 利用两手掌心左右互推,促进造血,改善贫血;同时加速血液循环,有助排除血中废物,及改善高脂血、平衡白细胞与红细胞,促进血液健康。

> 注意 应只用掌心力量轻轻互推,不可耸肩,上臂和腋窝不要出力。这个动作常有人做错,用手臂或手指用力互推,太大力推到两手掌错开,不但没效,还会造成手酸。

手指末梢弯曲

主要作用 ➡ **运动末梢神经胃反射区**

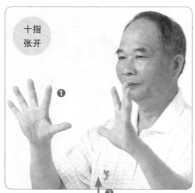

十指
张开

❶

❸

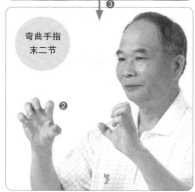

弯曲手指
末二节

❷

❶ 双手十指张开。

❷ 弯曲手指末两节, 似舞爪状。

❸ 反复张弯, 拉动末梢神经(胃反射区)。

[效用] 运动末梢神经, 可纾缓**紧张**及其引起的**胃不适**, 改善**手指**关节变形。

用力握拳

主要作用 ➡ **刺激手指神经连动胃作用**

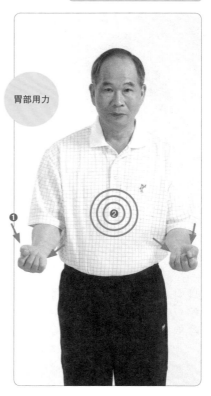

胃部用力

❶

❷

❶ 双手于身体两侧, 用力握拳。

❷ 持续用力握拳致胃部出力, 维持片刻再放松, 反复做 3 分钟。

[效用] 可改善**食欲不佳、过瘦**问题。

握手

主要作用 ➡ **按摩劳宫穴缓解出汗**

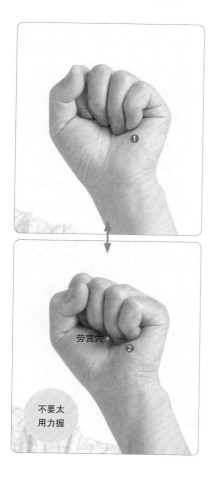

❶ 手指似握拳状。

❷ 反复向掌心"劳宫穴"按压。不必握太用力,会使手汗流出。

[效用] 改善**手汗**问题。

手指压掌心

主要作用 ➡ **运动末梢神经脑反射区**

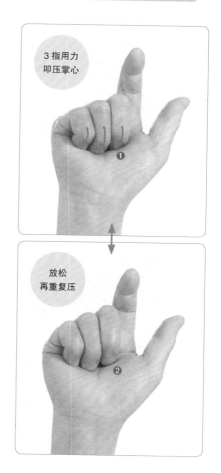

❶ 中指、无名指、小指用力向掌心叩压。

❷ 叩压一下再松开,重复叩放 3 分钟。

[效用] 提高**记忆力**,预防记忆衰退。

拇指擦手指

主要作用 ➡ 拉动合谷穴散热

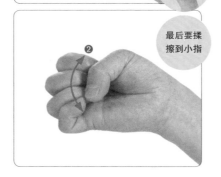

合谷穴

最后要揉
擦到小指

❶ 双手四指握拳。

❷ 拇指来回揉擦四指，以拉动虎口
"合谷穴"。

[效用]"合谷穴"位于拇指和食指
掌骨之间的虎口处，常按有散热退烧
的作用。

注意 拇指揉擦四指时，要确实从
食指擦到小指尖，才能拉动
到拇指根部内侧"合谷穴"。

捏拇指指甲两侧

主要作用 ➡ 按摩少商穴改善流鼻血

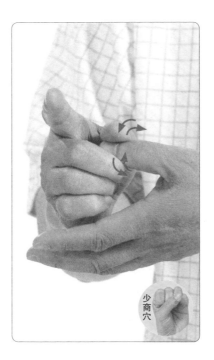

少
商
穴

❶用食指和拇指捏压另一手拇指指
端两侧，捏压略转动3分钟。

❷换手动作。

[效用]改善流鼻血。拇指指甲外下
侧有肺经要穴"少商穴"，按此处
也有助缓解咽喉炎、扁桃体炎。

注意 捏拇指两侧时除了适度用力
压，也能同时向内外转动指
骨，活络末梢神经和肺经。

张手

主要作用 ➡ 从指缝散热消淋巴肿胀

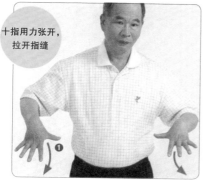

十指用力张开，
拉开指缝
❶

十指收回
❷

❶ 双手十指张开，指节用力伸展。
❷ 然后收缩起来，重复张开、收缩。

[效用] 手胀或腋下淋巴肿胀时，可促使气从指缝排出。

注意

反复收手、张手之间，手掌像画圆弧线，帮助动作连贯。

捏腋窝

主要作用 ➡ 按摩腋窝淋巴腺

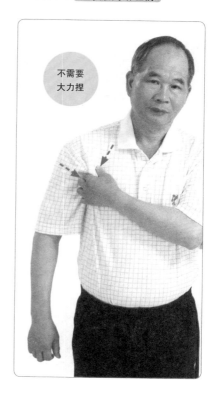

不需要
大力捏

❶以手指按压腋窝，捏压淋巴腺，帮助腋窝淋巴腺的血液流通。
❷换另一边动作，各按 3 分钟。

[效用] 改善癫痫症。

注意

捏压腋窝力道适中就好，不需要太大力，捏对腋窝下的那条筋就有效用。

手腕左右摇

主要作用 ➡ 活动腕关节

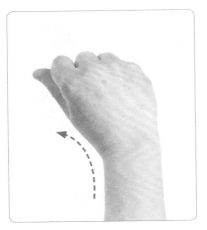

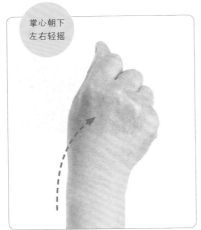

掌心朝下
左右轻摇

❶ 手腕往左右轻轻摇动。
❷ 持续动作 3 分钟。

[效用] 改善狭窄性腱鞘炎、手腕肌腱发炎。

手腕上下 (手腕前后摇)

主要作用 ➡ 活动腕关节

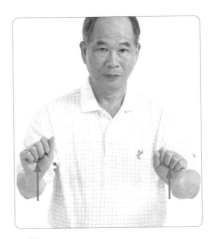

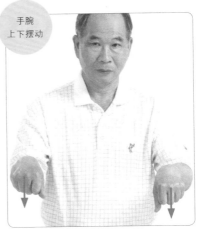

手腕
上下摆动

❶ 手臂往前伸，双手握拳。
❷ 手腕上下摆动，活动腕关节。

[效用] 改善肩膀酸痛、手腕关节问题、腕管综合征等。

转手

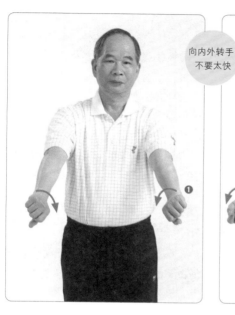

向内外转手,
不要太快

①

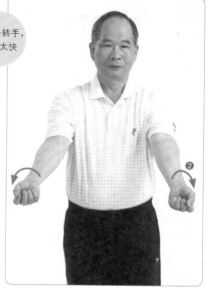

②

注意 转手时,手臂伸平的高度若与肩膀同高,更能活动到肩膀,改善肩颈酸痛僵硬的问题。

手齐肩高,
拉动肩膀

① 双手握拳或张开,往前伸直,手臂先往内转。

② 手再往外转,速度不要太快。

③ 反复向内向外转,可拉动上臂到肩膀。

[效用] 有效防治肩膀酸痛、手臂发麻、肩周炎。

脚部动作 | 动动脚，气血速通又防老

脚离心脏最远，多动才不会冷、酸、麻

双脚距离"生命泵"心脏最远，当血液循环不良，脚会最早出状况，**冷、酸、麻正是警讯**。

多刺激脚部末梢神经，能促进气血循环，将"手指比一四"改作"脚趾比一四"，可促进下肢气血循环，摆脱脚趾冰冷、小腿酸痛、脚板水肿等烦恼；孕妇做则能减轻害喜。常觉得小腿酸麻或脚趾发麻的人，请练习"抖脚跟"，坐稳后踮起脚尖，然后抖动悬空的脚跟3分钟，脚部肌肉充分放松后，酸麻就会改善。

脚的穴点最多，牵动生殖、排泄系统

中医认为"肾脏"主宰着生殖和发育，而脚底板前段中间的**"涌泉穴"是肾经的重要穴道**，常刺激此穴，生殖和排泄系统的问题就少，所以，"涌泉穴"又叫"长寿穴"。

担心前列腺增生导致排尿困难的男性，请左右轮流"抬大腿"，大腿抬和身体呈90°，小腿和身体平行；

这个动作会牵动腹股沟，强化前列腺；**有习惯性腹泻的人**，多练习也能有效改善。

习惯性便秘者，就要改做"大腿往后踢"，同样站直，但左右小腿轮流往后朝臀部踢，能牵动膝下"足三里穴"，忍受便秘、痔疮之苦的人也能改善。

懂得"动脚医头"反射区，快乐享受更年期

双脚的穴位多，**不少妇科病也能借由脚部运动来克服**。例如坐在椅子上，双脚离地，脚板轻压向下，"**脚踝左右摆**"以牵动脚后跟，**可以刺激子宫和卵巢反射区**，强化其功能；更年期生理不调、头痛、失眠等综合征也都能有效减轻。

所谓**"头的问题，由脚解决"**，借由"脚板转圈"拉动脚踝，让堆积在下肢的病气顺畅往下走，然后从脚底"涌泉穴"排掉，头痛也能逐渐消失；睡前反复做"脚掌上下"压脚3分钟，拉动脚底"失眠穴"等要穴，然后放松，晚上就能睡个好觉！

抬大腿

主要作用 ➡ 拉动腹股沟淋巴腺 前列腺

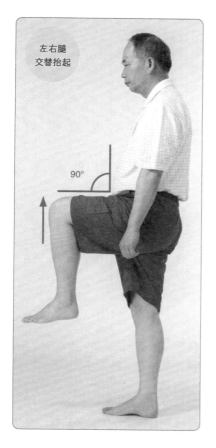

左右腿
交替抬起

90°

❶ 身体站直后，抬高单脚膝盖，使大腿与身体呈90°，可拉动腹股沟。

❷ 左右腿交替做，至少3分钟。

[效用] 强化前列腺，改善腹泻。

大腿往后踢

主要作用 ➡ 拉动腹股沟淋巴腺 足三里穴

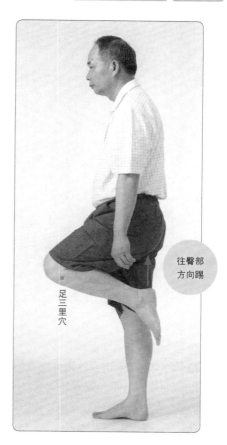

往臀部
方向踢

足三里穴

❶ 身体站直后，单脚脚跟往臀部方向踢，可拉动膝下"足三里穴"、大腿、腹股沟等脉穴。

❷ 左右腿交替做，至少3分钟。

[效用] 改善便秘、痔疮。

动脚跟

主要作用 ➡ **运动胯部** **拉动腹股沟**

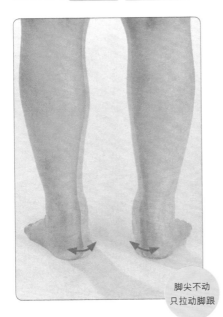

脚尖不动
只拉动脚跟

❶ 双脚站立与肩同宽。

❷ 脚尖不动，两脚跟往内外微微拉动，可拉动胯部与臀部。

[效用] 运动胯部，有助于耐久站，而且不易疲累。

注意 此运动也可以躺着做，请见第 63 页 "平躺、动尾椎"。

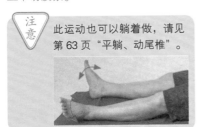

脚趾比一四

主要作用 ➡ **运动脚趾末梢神经**

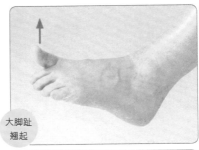

大脚趾
翘起

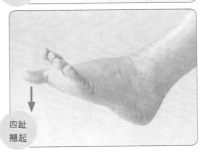

四趾
翘起

❶ 坐在椅子上或平躺，脚离地。

❷ 且单脚或双脚同时做皆可，同第 23 页 "手指比一四"，先翘高大脚趾、四趾压低。

❸ 换翘高四趾、大脚趾压低。交互伸缩，以拉动脚趾末梢神经。

[效用] 运动脚部末梢神经，促进下半身气血循环，可改善脚冰冷、怀孕害喜。

 注意 若初学觉得动作困难，可简化为五趾同时上抬、下压。

脚掌上下

主要作用 ➡ 拉动踝关节 脚部要穴

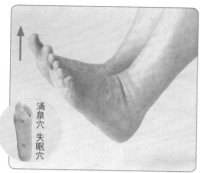

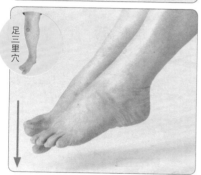

❶ 坐在椅子上或平躺，双脚离地。
两脚掌先往上翘。
❷ 脚掌再轻松向下压，致脚尖朝下。
❸ 脚掌反复上下，可拉动踝关节，
运动到膝下"足三里穴"，和脚
底"失眠穴""涌泉穴"。

[效用] 促进胃部运动，有助于睡眠
安稳、改善低血压、脚抽筋、怀孕害
喜等问题。

脚踝左右摆

主要作用 ➡ 拉动后脚跟 子宫卵巢反射区

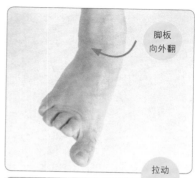

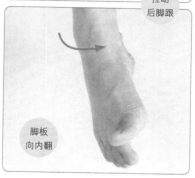

❶ 坐在椅子上或平躺，脚离地。
❷ 单脚或双脚同时做皆可，脚板先
向外摆。
❸ 脚板换向内摆。
❹ 交互摆动，以拉动脚后跟，刺激
子宫卵巢反射区。

[效用]纾缓脚跟疼痛、足底筋膜炎，
改善卵巢疾病。

脚板转圈

主要作用 ➡ 脚踝运动

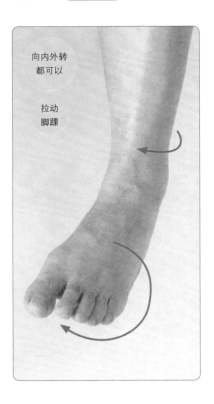

向内外转都可以

拉动脚踝

❶坐在椅子上或平躺，脚离地。

❷单脚或双脚同时做皆可，以脚趾带动脚板向内或向外转圈，可拉动脚踝。

[效用] 促使气下降至脚，有助于改善**头痛**。

抖脚跟（脚跟上下）

主要作用 ➡ 脚部松筋   刺激脚部要穴

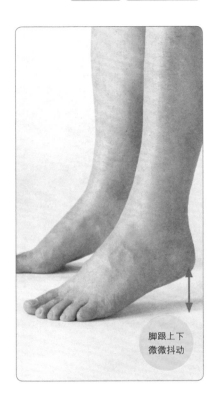

脚跟上下微微抖动

❶坐姿，两脚踮脚尖、脚跟离地。

❷上下微微抖动脚跟，动作放轻松即可。可刺激双脚"涌泉穴""足三里穴"，以及下半身神经系统。

[效用] 促进双脚气血循环，改善**脚麻痹**、放松脚部肌肉，减缓**头部不适**、消除**疲劳**。

抓脚趾

主要作用 ➡ **运动脚趾末梢神经**

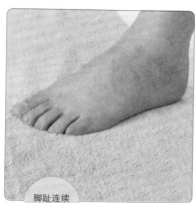

脚趾连续
向下抓地

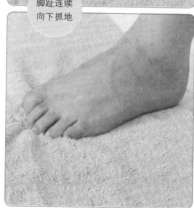

膝盖运动

主要作用 ➡ **脚尖摆动拉动膝盖**

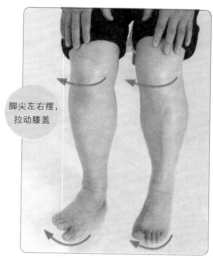

脚尖左右摆，
拉动膝盖

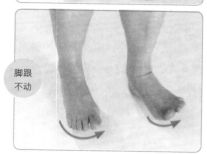

脚跟
不动

❶站立或坐着皆可，脚掌贴地，下铺
　毛巾。

❷脚趾五趾反复向下抓地，可拉动脚
　趾末梢神经。

[效用] 促进脚部末梢神经运动，预
防**骨头钙质流失和骨质疏松症**。

❶坐姿，双脚脚跟点地。

❷脚尖翘起，向左右摆移，可拉动
　膝盖。

[效用] 帮助膝盖、韧带运动，预防**膝
关节问题**。

脸部动作 | 启动你的免疫和美丽工厂

拉上唇，消除疲劳又养颜

鼻子和上唇间有条沟叫"人中"，"人中穴"是重要的"急救穴"，当人晕倒、休克、血压下降时，掐它能把人唤醒。**"人中穴"**有上唇动脉和上唇静脉通过，嘴唇又是触觉神经最多的地方，常拉动此处，等于帮脸做按摩，促进血液循环；只要把"上唇往下唇拉"，拉动人中的同时，眉毛和鼻子也都运动到，**不必擦化妆品，气色自然红润。**

长时间用眼的学生和上班族，做"张闭眼皮"或"手贴眉毛上下"按摩眼周，**让眉头、眼皮和视神经同时被牵动**，能够马上消除疲劳，避免眼球干涩、视力早衰，预防眼疾。

拉下巴，防病又防癌

想有效防癌，启动自体免疫机制是最重要的事；**尤其要活络：淋巴腺、甲状腺、乳腺、扁桃体、前列腺等功能。**而"拉下巴"能同时活络前三大腺体，颈部和前胸的筋络都会被牵动，免疫力因而提升。若改为"下巴左右移"，可牵动耳膜，强化听力，又减少耳鸣、发炎发生的概率。

"下颚往前"也是很好的抗癌操，可拉动耳下和下颚间的穴位，既运动了三叉神经，**也间接按摩了对应的脾脏，可大幅降低癌细胞转移的概率。**

绕舌头，帮助神经系统排毒

舌头是触觉神经第二多的地方。舌神经与大脑相连，**运动舌头等于运动大脑，可预防大脑萎缩、甚至阿尔兹海默症**；多做"绕舌头"，舌尖沿牙齿外侧绕圈，能改善脸部神经麻痹和口吃，特别适合帕金森综合征和脑卒中者作为复健运动。

常做"吞舌根"，能提升免疫力！舌根往后缩时，脖子两侧的淋巴腺会鼓起，刺激淋巴液流动，大大提升排毒效率，还能改善甲状腺和咽喉炎问题，一并强化肺部和气管。

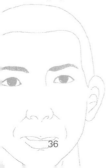

拉上唇

主要作用 ➡ 拉动人中穴　促进脸部血液循环

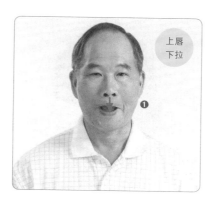

上唇
下拉

❶

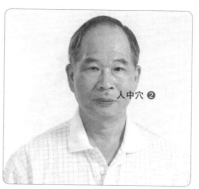

人中穴 ❷

❶上唇往下拉，动作稍停留。

❷嘴唇恢复原状。连续动作，可拉动脸部动脉、静脉、人中穴、鼻子与眉毛。

[效用]"人中穴"为脸部动脉与静脉的交汇点，拉动人中穴可以改善脸部的**血液循环，消肿美容**。

下颚往前

主要作用 ➡ 耳下穴位　自主神经运动

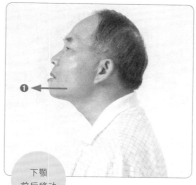

❶

下颚
前后移动

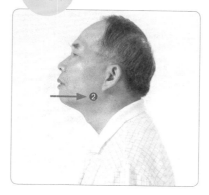

❷

❶嘴巴微张，下颚往前推。

❷下颚往后推回原位。连续前后推，拉动耳下与颚间穴位。

[效用]**帮助自主神经运动**；刺激脾脏穴位，提升免疫力。

下巴左右移

主要作用 ➡ 拉动耳膜 颜面神经运动

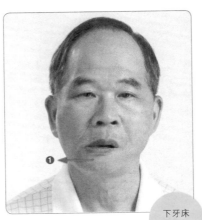

下牙床
左右移

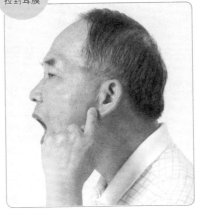

❶ 嘴巴张开，下牙床往右移动。

❷ 下牙床往左移动。连续左右移，
以拉动耳膜。

[效用] 防治**耳鸣**、**耳朵发炎**等耳鼻
喉科问题。

张嘴

主要作用 ➡ 拉动耳膜

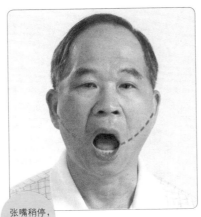

张嘴稍停，
拉到耳膜

❶ 嘴巴张开，像在打哈欠一样。

❷ 连续张闭嘴，可拉动耳膜。

[效用] 改善**耳鸣**。

拉下巴

主要作用 ➡ 甲状腺 乳腺 淋巴腺

❶ 嘴角两边向下用力拉，好像龇牙
咧嘴的表情。

❷ 连续动作，可拉动颈部、前胸、
上身腺体（甲状腺、乳腺、淋巴
腺）。

[效用] 刺激上半身内分泌系统、甲
状腺、乳腺、淋巴腺，提升免疫力，
是随时随地都可以做的养生防病运
动，每天必做。

嘴角
向下

注意 这个小动作的保健功效很
好，又很简单，我都建议学
员们每天经常做。但是效果要好的关
键是，嘴角尽量下拉，要拉到脖子上
的筋，反复连续拉动它，动作要到位，
不要贪快，才能连动到颈部、胸部这
些重要的腺体。

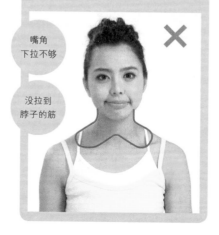

嘴角
下拉不够

没拉到
脖子的筋

✕

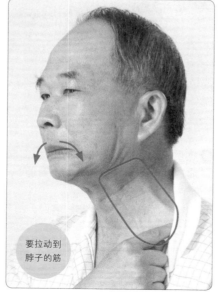

要拉动到
脖子的筋

39

吞舌根

主要作用 ➡ 甲状腺 扁桃体 气管运动

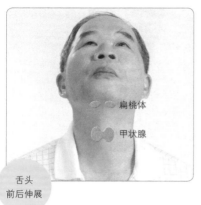

扁桃体
甲状腺
舌头
前后伸展

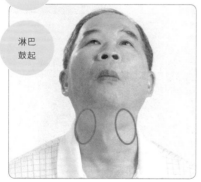

淋巴
鼓起

吸舌头

主要作用 ➡ 刺激口水分泌

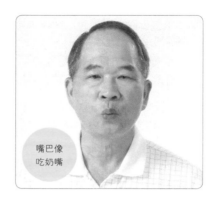

嘴巴像
吃奶嘴

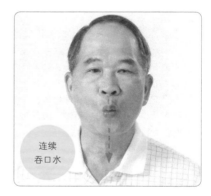

连续
吞口水

❶ 嘴巴闭着，将舌头在口内平行往前后伸展，致舌根往后挤，且脖子两边淋巴腺鼓起。

❷ 连续动作，有助强化气管与肺部。

[效用] 加强肺部运动，改善**肺疾、咽喉发炎，以及甲状腺、扁桃体**相关问题。

❶ 嘴巴似吃奶嘴状，舌头平放。

❷ 舌尖置于上颚，将口水吞下，连续多做几次。

[效用] 改善**胃溃疡**，帮助**伤口愈合**，口水是天然的抗生素。

绕舌头

主要作用 ➡ 中枢神经运动

❶ 以舌尖沿着上下排牙齿的外侧绕圈。

❷ 连续动作，牵动到舌根和中枢神经。

[效用]加强中枢神经运动，改善神经麻痹、口吃、帕金森综合征，也是适合脑卒中患者的复健运动。

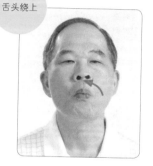
舌头绕上

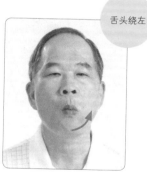
舌头绕左

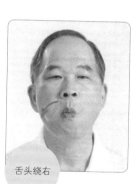
舌头绕右

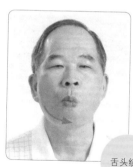
舌头绕下

张闭眼皮

主要作用 ➡ 视神经运动

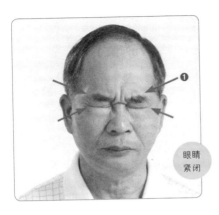

眼睛
紧闭

❶

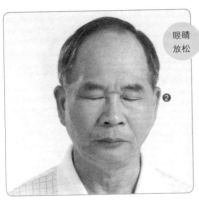

眼睛
放松

❷

❶将双眼紧闭，稍微用力。

❷双眼再放松，像在眨眼睛一样。连续动作，可拉动眉首及视神经。

[效用]改善干眼症、眼疾、眼睛疲劳等问题。长时间用眼工作的电脑族和学生尤其要多做；老人常做可延缓视力衰退。

手贴眉毛上下

主要作用 ➡ 按摩眼周穴道

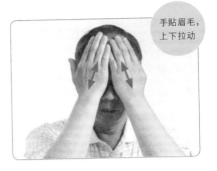

手贴眉毛，
上下拉动

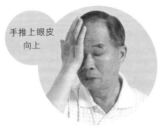

手推上眼皮
向上

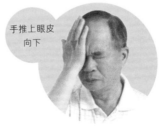

手推上眼皮
向下

❶眼睛闭上，双手掌心贴在眉毛的位置。

❷将眉毛上下拉动，借此按摩眼睛，并拉动眉毛与上眼皮间的穴位。

[效用]防治眼疾，改善眼睛问题和疲劳。

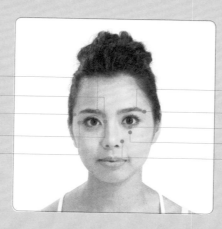

攒竹穴
天应穴
太阳穴
晴明穴
瞳子髎

鱼腰穴
丝竹空
承泣穴
四白穴
迎香穴

多按动！

眼周重要穴位　可以改善视力！

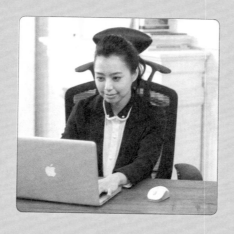

肩颈动作 | 全身酸痛、调血压的总开关

肩颈问题不解决，全身都会有问题

现代人很难摆脱电子产品，导致而来肩、颈、腰、背、肘的酸痛发炎问题，已经让神经内科和复健科生意红火。尤其，颈部支撑头的重量，是躯干最重要也最脆弱的部分，这里的韧带、肌肉、椎间盘以张力和拉力维持平衡，还有颈椎神经、脊椎动脉、内颈动脉通过；颈椎更与胸椎、腰椎相接，颈椎神经控制颈、肩、手的动作；一旦有一方出状况，**很快肩、手、腰、背都会酸痛麻痹。**

我每次用手机的时间很短，也常做"点头"运动：低头下巴贴近脖子，**让后颈的骨骼和肌肉被拉紧；**可以刺激脑下垂体，促进成长功能，还能预防阿尔兹海默症。若搭配"鼻吸鼻呼"，更能有效消除颈部酸痛。

转动脖子和下颚，脑力和内分泌变好

"下颚画圆圈"也能刺激脑下垂体：保持颈椎直立，肩膀不动，再用下巴以顺时针画圆圈，借此运动下颚和颈椎骨骼、颈部肌肉，以及后脑的经络，**同时调节副甲状腺分泌。**

这个动作适合常低头看书、看手机的人，搭配"拇指擦手指"和"鼻吸鼻呼"，能更快改善脖子僵硬脑发胀的问题，脑力也会大为提升；搭配"转手"手臂内外转，则能一并消除肩臂酸痛。

新疆舞前后拉颈，是改善高血压的最佳动作

高血压患者要改善僵、酸、痛，并改善高血压症状，特别要做"新疆舞"。

其动作关键在于**肩膀必须维持不动，只用脖子往前、往后平移，**让后颈和肩膀筋肉得到伸缩，血液随之顺畅，血压自然会下降；同时能缓和僵硬酸痛，照顾到中枢神经，也运动到软骨，让脖子转动更灵活，且预防骨刺；因为头部和脊椎间的部分被充分刺激按摩，**整个后半身的气血都会顺畅起来！**

马上有效！
搭配"肩颈运动"的特效动作

点头 + **拇指擦手指**（第47页、第26页）
➡ 促进生长，增强记忆

点头：保持颈椎直立，下巴贴近脖子，维持片刻，拉动后颈和脑下垂体，可促生长、预防阿尔兹海默症、增强记忆力。

拇指擦手指：双手四指握拳，大拇指来回摩擦四指，以拉动虎口"合谷穴"，有助减轻脑涨发烧。

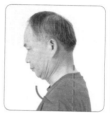

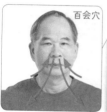

百会穴

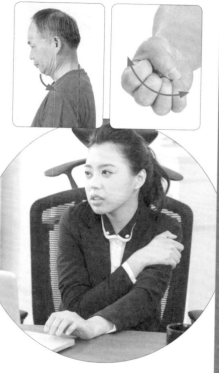

点头 + **鼻吸少、鼻呼多**（第47页、第17页）
➡ 消除头颈酸痛，预防阿尔兹海默症

点头：保持颈椎直立，下巴贴近脖子，维持片刻，拉动后颈和脑下垂体，可促生长，预防阿尔兹海默症、增强记忆力。

鼻吸少、鼻呼多：让氧气进入脑内再排出，力量集中在头顶"百会穴"，减轻脑压头痛，改善内分泌。

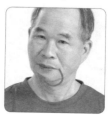

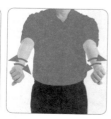

下颚画圆圈 + **转手**（第47页、第29页）
➡ 消肩颈酸痛，平衡副甲状腺

下颚画圆圈：肩膀不动，下巴沿顺时针画圆圈，拉动后脑和颈部间的脊椎和脑下垂体，以促进副甲状腺内分泌，改善肩颈酸痛。

转手：手臂伸直，双手握拳或张开，同时向内、向外转动，拉动手臂和肩膀，可纾缓肩膀酸痛、肩周炎。

主要作用 ➡ 脖子与后脑运动　中枢神经运动

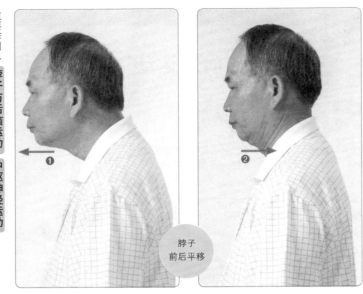

脖子
前后平移

❶ 保持肩膀不动，脖子往前平移。

❷ 脖子往后平移缩回。前后连续动作，以拉动后颈、后脑、肩膀等部位。

[效用] 运动到后颈和肩膀，能改善**肩颈酸痛、脖子僵硬**；刺激头颈间脊椎部分、后半身的内分泌，与中枢神经系统，也可有效防止**感冒、高血压、鼻子过敏、气喘**。

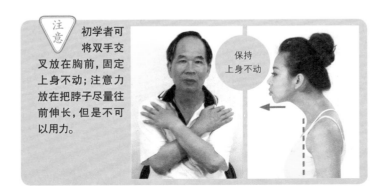

注意　初学者可将双手交叉放在胸前，固定上身不动；注意力放在把脖子尽量往前伸长，但是不可以用力。

保持
上身不动

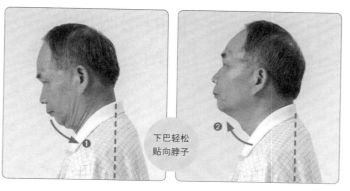

下巴轻松贴向脖子

❶点头时，将下巴轻松贴向脖子。

❷动作维持一下，头再抬回原位。连续动作，以拉动后颈部与脑下垂体。

[效用] 肩背保持直立，只动头牵动后颈和后脑，能促进生长，预防阿尔兹海默症，增强记忆力。

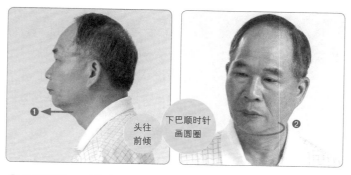

头往前倾

下巴顺时针画圆圈

❶头正视平，双眼看向正前方，头往前倾。

❷肩膀保持不动，下巴沿着顺时针方向前后画圆圈，以拉动后脑与颈部间的脊椎与脑下垂体。

[效用] 促进副甲状腺内分泌，调节体内钙和磷的代谢，预防手脚发抖、骨骼疾病、泌尿系统结石等。也可搭配第 29 页 "转手"动作，一并纾解肩颈酸痛问题。

腹部动作

同时增强胃肠、生殖、泌尿功能

让胃不胀气，肠不阻塞

腹腔里有人体最多的器官，腹部运动是借由外在动作，对腹腔和骨盆腔的脏器做按摩，以提高运作功能。**但腹部运动要等饭后 90~120 分钟再进行，详见下页说明。**

生活紧张的现代人常会胃痛胀气，腹部运动有助健胃整肠。适时做"胃部运动"，先深吸气，再吐气时，双手从小腹两侧把肉往肚脐挤，以收缩腹部，吐气完放松，反复做 3 分钟即可消胀气、减轻胃痛，并强化胃壁肌肉，连带促进肠蠕动，避免肠阻塞。

想变瘦先强化核心肌群，要选对时间运动

针对最容易堆积脂肪的腰腹，饭后 90 分钟后做"减肥运动"，能有效瘦身：只要原地站姿，反复抬起左膝与右手肘相碰，然后换抬右膝与左手肘相碰；动作简单却能消耗高热量，使腹腔压力减轻，充分锻炼核心肌群，同时牵动腰腹、肩背、手臂、腿部。**但请原地站稳做此动作，要慢慢练习，保持平衡别摔伤，**日久自然熟练。

对子宫、泌尿问题也有帮助

从肚脐到耻骨一带布满穴点，与生殖、泌尿系统的健康息息相关。女学员为了保养最重要的子宫和卵巢，**避免患巧克力囊肿，**我常奉劝她们不要吃冰，也要积极做"缩小腹"运动：肚子肌肉反复收缩，会牵动下腹肌肉、穴点和下丹田，既按摩到子宫和膀胱，经痛和乱经得以改善，又能促进循环和内分泌，加速把病气从下丹田排出。搭配"按摩腹股沟"，能疏通淋巴腺，**提高女性卵巢和男性前列腺功能。**

想防治泌尿病症，经常做"定肌法"，缩紧肚脐，拉紧下腹肌肉，就不怕漏尿、尿失禁。另外，"提肛"以牵动括约肌和小腹肌肉，能预防肾结石、高尿酸等问题。

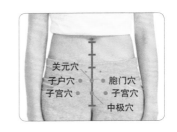

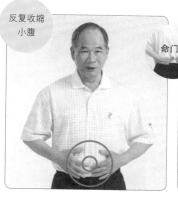

反复收缩小腹

命门穴

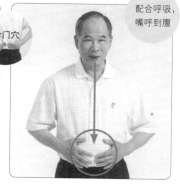

配合呼吸，嘴呼到腹

❶ 连续收缩肚脐周围的腹部肌肉，以拉动下腹部与丹田，与后腰左右中心的"命门穴"产生共振。

❷ 可配合第 21 页"鼻吸、嘴呼、至腹部"，加强扩缩小腹动作，吸气到胸、呼气到腹部鼓起。

[效用] 促进下半身内分泌，强化肠胃、子宫、膀胱功能，改善气血不足或血液滞留的问题。

注意　腹部是生命的源头，运动腹部可让生命能量源源不绝，此运动宜多做，尤以能做到"不动而动"最佳。与呼吸动作同时做，活血效果更好，但饭后 90 分钟内勿做。

缩紧肚脐后停住，一直维持不动，但不需憋气，可拉紧下腹部肌肉。

[效用] 有效拉紧下腹松弛的韧带，可改善尿失禁。

注意　此动作饭后 120 分钟内勿做。

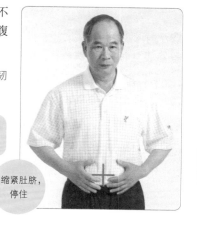

缩紧肚脐，停住

减肥运动

主要作用 ➡ 腹部运动 四肢运动

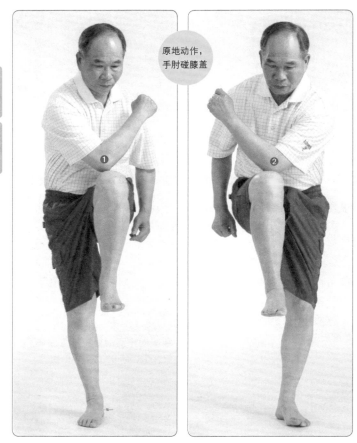

原地动作，手肘碰膝盖

❶ 手肘弯曲，以右手肘碰左脚膝盖。

❷ 换成左手肘碰右脚膝盖，交互连续动作。

[效用] 这个动作同时运用到躯体大关节，和四肢的协调运动，活动量比较大，**瘦身**效果明显。

 注意 　此动作饭后 90 分钟内勿做，而且仅限原地动作，避免跌倒。

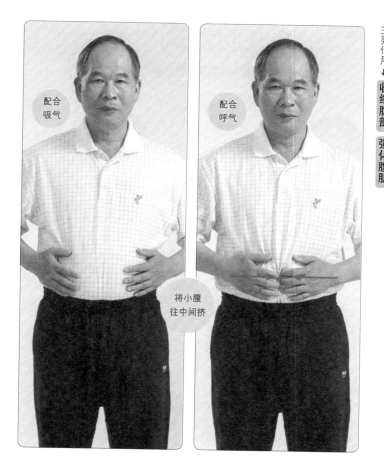

配合
吸气

配合
呼气

将小腹
往中间挤

❶ 将小腹左右两边的肉，往肚脐中间内挤，维持片刻。连续动作，
以收缩腹部。

❷ 初学者可先吸一口气，在呼气时，双手从腰侧往中间、往内推。

[效用] 可排除**胃部胀气**，常做可强化胃部肌肉。腹部肥胖的人
尤其要多做，尽快消除囤积的内脏脂肪。

 注意　此动作饭后 90 分钟内勿做。

按摩腹股沟

主要作用 ➡ 疏通腹股沟淋巴腺 前列腺 卵巢

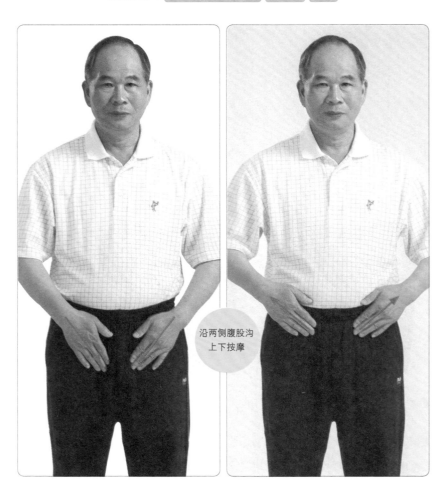

沿两侧腹股沟
上下按摩

❶ 双手上下按摩两侧的腹股沟。

❷ 连续动作，促使腹股沟的淋巴腺畅通。

[效用] 改善男性**前列腺**、女性**卵巢**方面的疾病。

提肛

主要作用 ➡ 肾脏运动 阴道运动

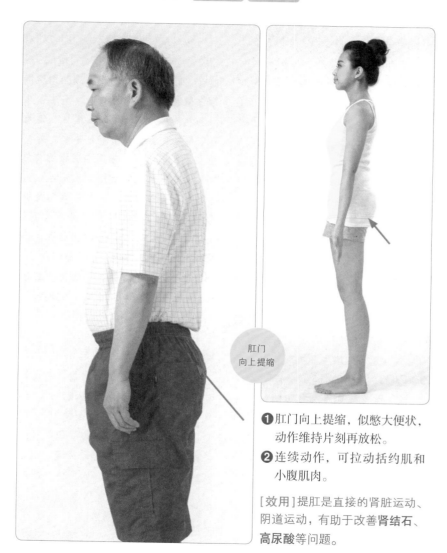

肛门
向上提缩

❶肛门向上提缩，似憋大便状，
　动作维持片刻再放松。

❷连续动作，可拉动括约肌和
　小腹肌肉。

[效用]提肛是直接的肾脏运动、
阴道运动，有助于改善肾结石、
高尿酸等问题。

脊椎动作

拉动命门穴，腰酸和肾病不再犯

中枢神经问题，不是老人的专利

以前大家认为脊椎、中枢神经问题和老化有关，但近年来医界认为，久坐压力、姿势不良、剧烈运动、骨质流失等都是病因，**患者年龄层已经下降到青壮年。**

中枢神经系统包括脑和脊髓，脑被保护在颅骨里，脊髓被保护在脊柱里。脊柱包括：颈椎、胸椎、腰椎、荐椎、尾椎，各椎体间以椎间盘做缓冲，也共同组成人体的中柱。

避免恶化至骨刺、洗肾

椎间盘突出、骨刺是最要慎防的脊椎两大恶梦。"椎间盘突出"是椎间盘受压或受伤而变形、移位或破裂；"骨刺"是骨质增生而尖起。两者都会压迫脊髓与脊神经，一旦发生在颈、背、腰、臀任何一段，对上下身、四肢都会同时产生剧痛，甚至麻痹。

平常多锻炼核心肌肉、导正体态，如做"腰上下拉"，才能减轻脊椎的负担；既能改善腰酸、强化腰力，而

且避免骨刺、椎间盘突出、僵直性脊椎炎等。**若尾椎已经受伤，可改成"跪坐姿、腰上下拉"，找不痛的角度慢慢做复健。**

此外，常腰酸背痛、憋尿、爱吃药、喝酒、高血压、糖尿病者，要特别关心肾脏健康，多运动后腰的"命门穴"，才不会导致洗肾的命运。古人说**"肾开窍于耳"**，耳穴多与肾脏有关，所以做"跪坐姿、腰上下拉"加"手贴耳"，可调整肾脏状况；**缩腰时放低身体，便能拉动"命门穴"。** 当病气无法从耳朵散出，即促使毒素和水分从皮肤排掉，而大大减轻肾脏的负荷，对缓解痛风也有利。

医生疗程为主，运动有辅助作用

脊椎运动对保健舒缓身体有良好功效。但脊椎的问题牵涉很广泛，当疾病或伤害发生，务必先接受医生检查，确认病因和受伤程度，以医师的治疗为主，居家脊椎运动为辅，耐心实践方能重拾健康。

大腿前后移

主要作用 ➡ 胯部运动 | 刺激坐骨神经

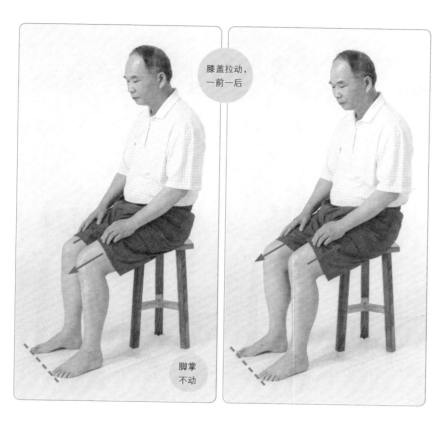

膝盖拉动，
一前一后

脚掌
不动

❶ 端坐在椅子的 1/3 处，双脚与地面呈垂直。

❷ 脚掌固定不动，两膝盖前后轻移（左进右退、左退右进），以拉动大腿、臀部、尾椎等穴位。

[效用] 胯部运动，可刺激坐骨神经，改善便秘、膝盖无力。

❶ 此运动的施力点要放在膝盖，以膝盖的力量带动臀部，脚掌勿移位。

❷ 孕妇做此动作，有助于胎儿自然生产，但不可用力。

腰上下拉

主要作用 ➡ 腰椎运动　拉动命门穴

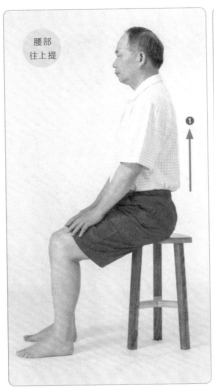

腰部
往上提

❶

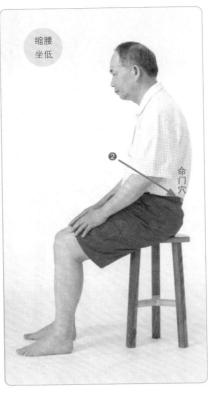

缩腰
坐低

❷

命门穴

❶ 将力道集中在腰部肌肉，腰先往上拉直。

❷ 然后腰往下拉，肚子尽量往内缩。连续动作，拉动上身与下身间的腰椎。

[效用] 改善**腰酸**、**腰痛**、**骨刺**、**僵直性脊椎炎**。尤其久坐的上班族和学生、常腰酸腰痛者，可多做此动作。

❶ 腰受伤者慢慢地做，找到不痛的角度来做即可。

❷ 腹部尽量上挺、内缩，加大腰椎伸缩幅度，可拉动后腰的 "命门穴"。

跪坐姿、腰上下拉

主要作用 ➡ **尾椎运动** **复健运动**

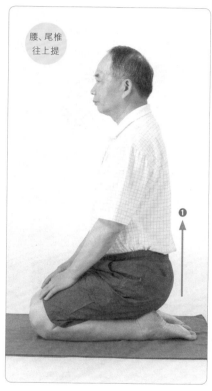

腰、尾椎
往上提

❶

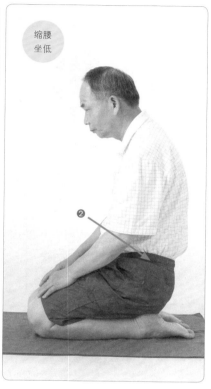

缩腰
坐低

❷

❶ 呈跪坐姿势，以微力交互挺腰缩腰，致腰部往上下慢慢拉动，可运动尾椎。

❷ 缩腰时，肚子、臀部尽量往下坐，加大尾椎上下伸缩的幅度。

[效用] **尾椎受伤者**的复健运动。

❶ 此运动的施力点要放在尾椎。

❷ 腰受伤者慢慢地做，找到不痛的角度来做即可。

手贴耳、腰上下拉

主要作用 ➡ **肾脏运动**

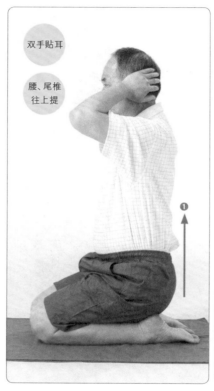

双手贴耳

腰、尾椎
往上提

❶

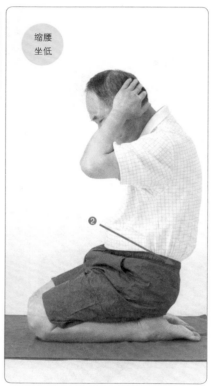

缩腰
坐低

❷

❶ 呈跪坐姿势，双手贴耳。

❷ 一边做腰上下拉，缩腰时肚子、臀部尽量往下坐。做完后身体会觉得发热并
出汗。

[效用] 肾脏运动，改善较复杂的**肾病、肾功能退化**，以及一般**痛风、高尿酸**问题。

注意 捂住耳朵使气不从耳朵排出，可促使毒素与水分由皮肤排出，减轻肾脏代谢
负担，平衡身体酸碱性。

卵巢运动

主要作用 ➡ **卵巢运动** **腹股沟淋巴腺运动**

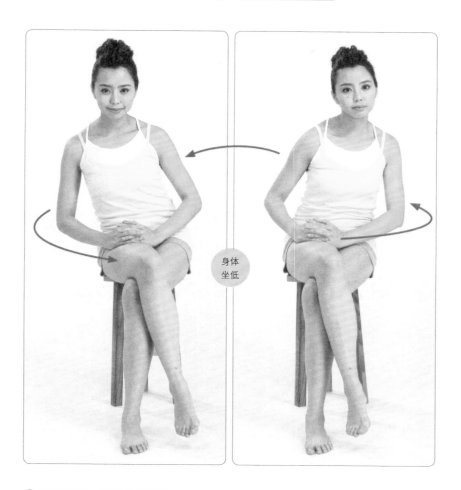

身体
坐低

❶ 坐姿翘脚，同时身体压低。

❷ 脊椎往上下左右划圈，以拉动卵巢、腹股沟。

[效用] 这是女性特别要多做的运动，可改善**不孕**、**卵巢疾病**，以及预防**生理痛**、**巧克力囊肿**等妇科病症。

双手摸地

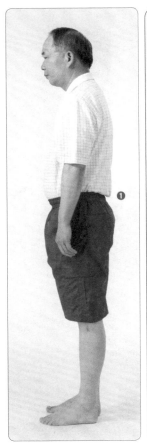

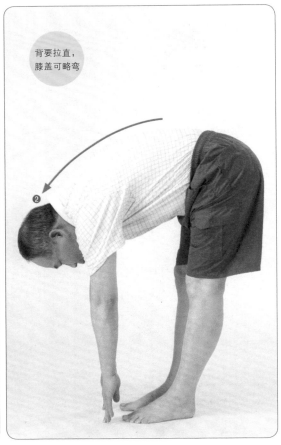

背要拉直，
膝盖可略弯

❶ 站姿，双脚站直。

❷ 弯腰，同时双手垂直碰到地面，以拉动脊椎。

[效用] 伸展脊椎，也可拉动到腿后的**膀胱经**，促进上下身的气血代谢。青少年多做能促进生长，帮助**长高**。

弓背

主要作用 ➡ 胸椎运动 后背伸展

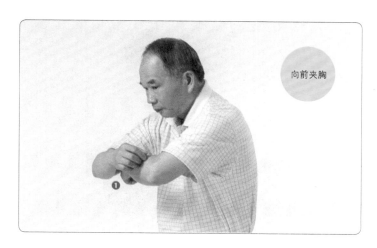

向前夹胸

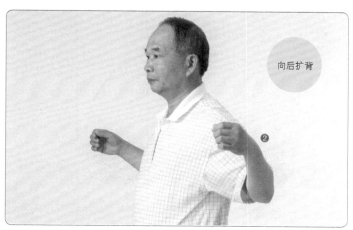

向后扩背

❶ 双手手肘弯曲，做向前夹胸、弓起身体。

❷ 然后向后扩背，反复动作以拉动后背和胸椎。

[效用] 纾缓**背部疼痛**。常**弯腰驼背**的人也应该多做，改善体态。

脊椎运动

主要作用 ➡ **脊椎伸展**

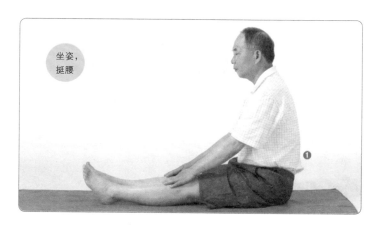

坐姿，
挺腰

❶

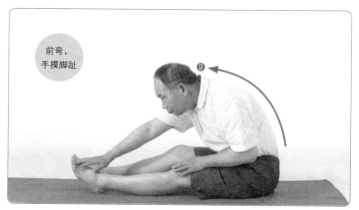

前弯，
手摸脚趾

❷

❶ 坐在地板上，先挺腰、双脚伸直。

❷ 弯腰往前，交互用左手摸右脚趾、右手摸左脚趾，以拉动脊椎。

[效用] 改善**脊椎侧弯**或驼背。

注
意
若手无法摸到脚趾也不用勉强，以身体能够前弯的程度来做就
好，尤其居家和睡前多练有益。

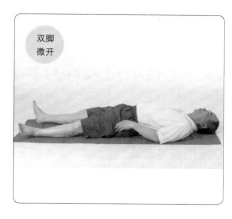

双脚
微开

平躺、动尾椎

主要作用 ➡ 胯部运动 尾椎运动

❶ 全身平躺，双脚稍微打开。

❷ 双脚脚板向外摆动，感觉骨盆夹
紧，维持片刻。

❸ 脚板换向内摆动，感觉骨盆放松。
连续动作，以拉动脊椎末三节的
筋骨。

[效用] 此运动是第32页"**动脚跟**"
的躺式做法，可以拉动胯部和臀部，
运动督脉，帮助后半身疏筋通气。
此运动可利用睡前做，然后再做第
49页"**缩小腹**"，可以促进下半身
内分泌和气血顺畅。

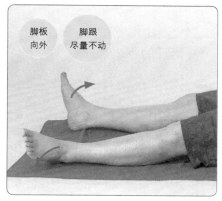

脚板
向外

脚跟
尽量不动

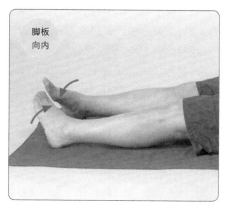

脚板
向内

注意

脚板摆动时，脚跟贴地，不
要移位。两脚板也可以同时
向右、向左摆动。

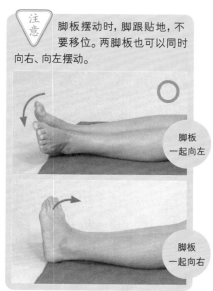

脚板
一起向左

脚板
一起向右

特别叮咛！
做运动后的身体反应和舒缓动作

运动后出现"病气反应"，是"好转反应"

有时候学员会和我反应，做运动后，**会发生旧疾复发，或较弱的器官部位出现状况**。其实这是病气（火气）的循环，是身体对这套疗法的"好转反应"，因个人体质而反应不同。

运动后若出现"好转反应"，请勿因惊慌而放弃运动，只要继续做既定的运动法，并针对反应做适当处理，如"排气运动"，运动后的不适感（宿疾反应、病气循环）便能渐渐改善。

做"直接排气运动"，即可消除不适

所谓"火气"是由胃产生，而疾病还会产生"病气"，这些气若流动不通畅，便会在身体各部位造成不适：火气上升至头部未排出，会头晕、胀麻酸痛、昏沉、易怒、失眠、脑力衰退等；火气若停留在腹部和上身，会导致胃胀、胃痛、胸闷等。

运动后的不适感有时以"直接排气运动"即可改善，例如：**气停在头→做"鼻吸少、鼻呼多"。气停在下半身→做"鼻吸少、嘴呼多"。气停在脚→做"脚掌上下"**。

做"间接排气运动"，舒缓反复出现的不适现象。

如果"直接排气运动"仍无法减缓不适，可改做"间接排气运动"，例如：**气停在头，做"脚部运动""腰上下拉"或"大腿前后移"**。因为每个人适用的舒缓方式不同，建议大家多尝试，以便找出最适合自己的方法（参考下页表格建议）。

由于运动中的各种反应，可能会反反复复出现，直到病毒完全排除后反应才会完全消失。因此建议，你可以把运动后的反应记录下来，例如：发生的现象、发生时间的长短、数量、次数和两次的间隔长短等，不久你就会发现不好的反应逐渐缩短，而好的反应渐渐拉长，而且变化越来越稳定。

运动后"不适＝好转反应"的处理建议

不适＝好转反应（常见原因）	建议多做的运动	详见页码
疲倦、想睡（免疫系统下降）	推手造血、拉下巴	P23、P39
失眠（火气上升）	脚掌上下	P33
易怒（火气上升）	鼻吸少、嘴呼多	P17
预防火气出现	鼻吸少、嘴呼多，脚趾比一四，脚掌上下	P17、P32、P33
视力模糊	塞鼻孔呼气（心脏不佳者勿做）、张闭眼皮、手贴眉毛上下	P20、P42、P42
脸潮红、颈部酸痛（气停滞在头、更年期）	鼻吸少、嘴呼多，转手，脚部运动 更年期综合征：拉下巴、缩小腹	P17、P29、P33 P39、P49
手指肿胀（促气从指缝排出）	张手	P27
牙龈浮肿	鼻吸少、嘴呼多	P17
喉咙有痰	鼻吸少、嘴呼多，吞舌根	P17、P40
心悸（需依年龄、病史判断原因）	双呼吸 更年期综合征之心悸：拉下巴、缩小腹	P18 P39、P49
呕吐	鼻吸少、嘴呼多	P17
头晕眩、站不稳（内分泌问题）	鼻吸少、嘴呼多，鼻吸少、鼻呼多，推手造血、拉下巴、缩小腹	P17、P17、P23、P39、P49
头痛（需调节脑压、平衡大脑内分泌）	鼻吸少、鼻呼多	P17
背痛	鼻吸少、嘴呼多，弓背	P17、P61
胸部疼痛、胸闷	鼻吸少、嘴呼多	P17
肩膀酸痛	转手、新疆舞	P29、P46
膝盖酸痛	脚掌上下、膝盖运动	P33、P35
臀部酸痛	大腿前后移	P55
腹部酸痛	鼻吸、嘴呼，至腹部，缩小腹（都要慢慢做）	P21、P49
腹部肿瘤引起腹部、腿脚酸麻	鼻吸少、嘴呼多，缩小腹，大腿前后移	P17、P49、P55
眉骨疼痛（内分泌问题）	鼻吸少、嘴呼多，张闭眼皮	P17、P42
便秘、大便变硬	大腿往后踢、大腿前后移	P31、P55
肛门痒	提肛	P53
皮肤痒（内分泌问题）	鼻吸少、嘴呼多，推手造血、拉下巴（借由运动促进细胞有氧化，帮助排毒）	P17、P23、P39

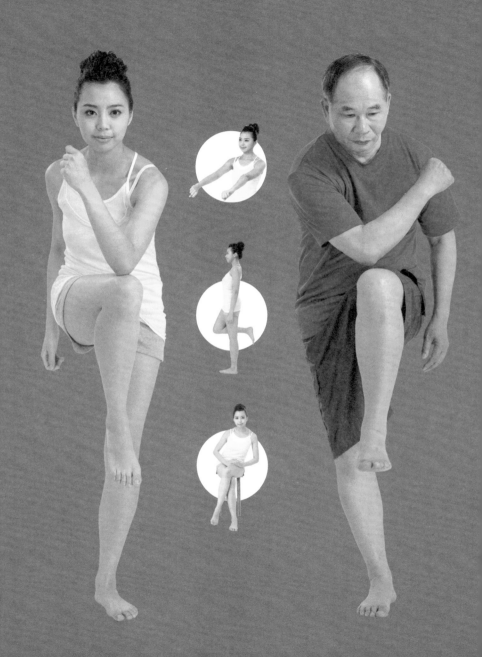

第 **3** 章

头不痛、腰不酸、腿不麻，能蹲又能跑!

只要 1 招 3 分钟，
活用整套运动法，
50 个常见病症会改善!

1 筋骨系统

2 神经系统

3 消化排泄系统

4 循环系统

5 呼吸系统

6 内分泌系统

7 免疫系统

↑ 对改善重大疾病

也有良好作用的运动法

1

肩颈酸痛·肩周炎

症状	无法抬手贴耳、侧转头 90° 点头抬头时后颈会痛

肩关节是人体关节中，唯一能转到360°的关节，它由肩胛骨、锁骨、肱骨组成，还包括附近的软组织，与头颈的肌肉神经更是密不可分。"低头族""久坐族"受不良生活习惯影响，使得肩颈酸痛成为普遍问题，肩颈常因使用过度、疲劳、心理压力大，而长期有"肩膀放不下""手臂抬不高"的感觉。

改善要领 做"转手"，直接活动到肩膀和手部联结处；做"新疆舞"，直接牵动颈部和肩膀的联结处，血行上下顺畅，马上纾缓压力和酸痛感。

转手 改善手酸、肩周炎，运动腕臂到肩膀

手臂伸直，双手握拳或张开，做向内、向外转动，可同时拉动肩膀，有效改善肩膀酸痛、手酸手麻、肩周炎。

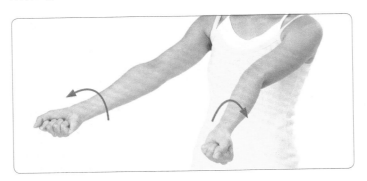

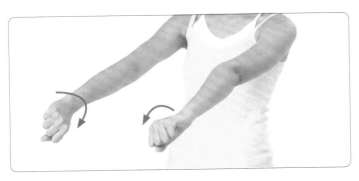

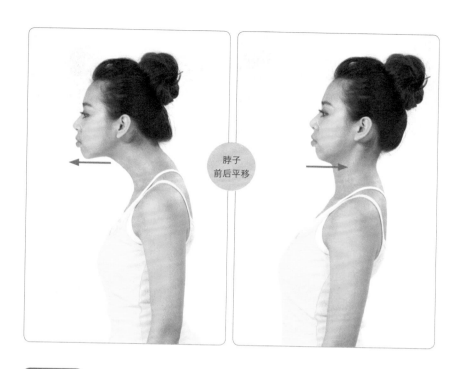

新疆舞 改善颈肩酸痛

肩膀不动，脖子前后平移，拉动后颈和肩膀，能改善肩颈酸痛、脖子僵硬；刺激头颈间脊椎部分、后半身的内分泌，与中枢神经系统，也可有效预防感冒、高血压、鼻子过敏、气喘。

张手

使胀气从指缝排出

双手十指张开，再收起来，重复做 3 分钟；收张之间手掌可画圆弧线，帮助动作连贯。可促使手和腋窝淋巴胀气从指缝排出。

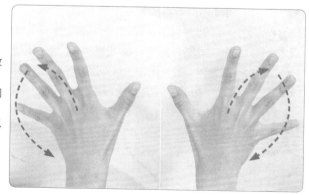

2 背僵硬・僵直性脊椎炎・类风湿关节炎

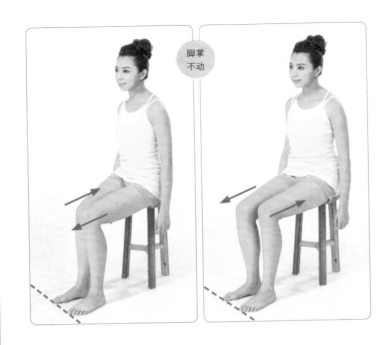

脚掌
不动

大腿前后移　尾椎运动

端坐在椅子的 1/3 处，双腿膝盖前后轻移（左进右退、左退右进，脚掌不动），以拉动大腿、臀部、尾椎等穴位。帮助尾椎、胯部运动，刺激坐骨神经，改善背痛、便秘、膝盖无力。

症状 下背部疼痛、胸口紧闷
四肢、颈肩关节肿痛

　　40 岁以下的人如果起床时，觉得下背疼痛（荐椎、骨腔交界的"荐肠骨关节"），**出现"僵、痛、不动"问题**，有时还伴随胸口紧闷，就可能是"僵直性脊椎炎"。"类风湿性关节炎"好发于 30～50 岁，是自体免疫不正常发炎，引发关节疼痛、肿胀，常发生在手腕、手肘、膝盖、肩膀和颈椎，**甚至会蔓延到心脏、眼球。**

改善要领 "新疆舞"能改善后半身气血和骨髓的疏通；做"手指、脚趾比一四"或"脚板转圈"可刺激末梢神经，促进上、下身气血循环。

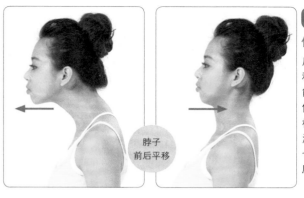

促分泌脊髓、造骨髓

肩膀不动，脖子前后平移，拉动后颈与肩膀，能改善肩颈酸痛、脖子僵硬；刺激头颈间脊椎部分、后半身的内分泌，与中枢神经系统，也可有效防感冒、高血压、鼻子过敏、气喘。

脖子前后平移

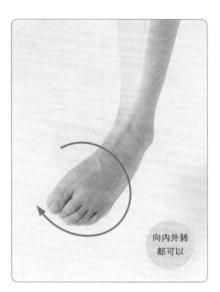

向内外转都可以

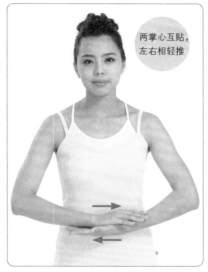

两掌心互贴，左右相轻推

脚板转圈

提振下身气血循环

脚板转圈可拉动脚踝关节（向内、向外转都可以），促使病气下降至脚，有助改善骨炎背痛引起的头痛胸紧。

推手造血

促进气血循环

掌心相贴，仅用掌心之力左右相轻推。促进造血、改善贫血；同时加速血液循环，有助排除血中废物，改善高血脂，平衡白细胞与红细胞。

3 背痛・脚麻

症状 背、腰、髋部疼痛，无法挺直
脚掌发麻发冷，使不上力

　　有酸痛问题的人真的越来越多，常坐着、缺乏运动的人要小心，腰背臀部会气血循环变差，身体核心区的筋骨和神经也容易互相压迫，往往影响到下半身的循环和行动能力。尤其当**作息不正常**，睡眠无法恢复身体的疲累，背痛会最早出现，若无法改善时，接着会出现脚麻症状。有些人坐着时还有**翘脚的习惯**，也是造成背部和髋关节疼痛的主因。

改善要领 做"弓背"动作，搭配"大腿前后移"，通过调整姿势让全身气血得以畅通，痛麻感很快就会消失。

弓背 纾缓背脊，改善背痛

双手手肘弯曲，做扩背、夹胸的动作，以拉动背脊、肩胛骨、肋骨，直接舒缓背部疼痛。

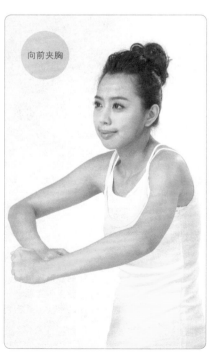

向前夹胸

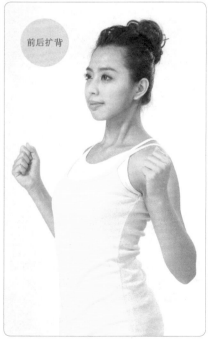

前后扩背

绕舌头

运动中枢神经

舌尖沿着上下排牙齿的外侧绕圈，可运动中枢神经，改善脊椎疼痛和神经麻痹，也是口吃、帕金森综合征、脑卒中后的复健运动。

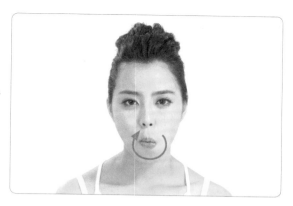

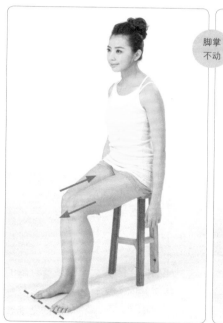

脚掌
不动

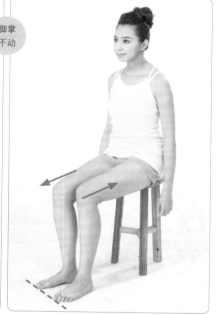

大腿前后移 拉动臀腿，改善脚麻

端坐在椅子的 1/3 处，双腿膝盖前后轻移（左进右退、左退右进，脚掌不动），以拉动大腿、臀部、尾椎等穴位。帮助尾椎、胯部运动，刺激坐骨神经，改善背痛、便秘、膝盖无力。

4

腰尾椎酸痛・挫伤・椎间盘突出・骨刺

大腿前后移 运动尾椎，刺激坐骨神经

端坐在椅子的 1/3 处，双腿膝盖前后轻移（左进右退、左退右进，脚掌不动），以拉动大腿、臀部、尾椎等穴位。帮助尾椎、胯部运动，刺激坐骨神经，改善脚麻、膝盖无力、背痛、便秘。

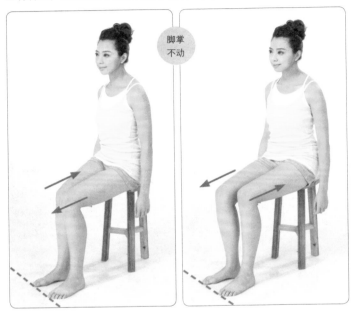

脚掌
不动

症状 坐着或平躺时尾椎剧痛
后腰酸痛，而呈弯腰驼背

　　尾椎位于脊椎最末端，这里酸痛多半因为**久坐过硬或过软的椅子**，压迫尾骨造成疼痛，坐着或平躺时会引起剧痛，也常蔓延到腰椎，影响行动和睡眠。也有人是因为运动受伤或**摔伤臀部着地**，造成尾椎裂伤，或伤及旁边的肌肉和韧带，需要好好复健，**以免恶化成椎间盘突出或骨刺**，即使手术还可能会复发。

改善要领 尾椎位于臀部，若不忍痛运动，很难进行复健。"大腿前后移"和"跪坐姿、腰上下拉"能同时动到尾椎穴位和腰臀筋肉，连便秘也可改善。

74

跪坐姿、腰上下拉

拉动腰椎、尾椎,改善疼痛

呈跪坐姿势,以尾椎施出微力反复挺腰、缩腰,让腰部往上、下慢慢拉动,可运动腰椎到尾椎。★腰受伤者慢慢地做,找到不痛的角度来做即可;尾椎受伤者做复健时,腰要尽量拉直,才能拉动尾椎。

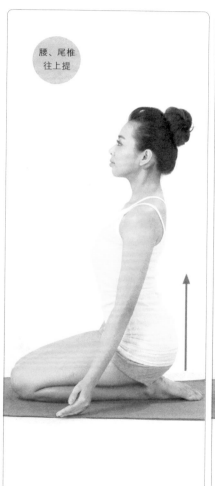

腰、尾椎
往上提

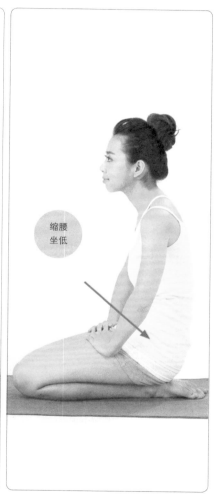

缩腰
坐低

脊椎侧弯·驼背

肩膀一高一低
背看脊椎呈S或C形

脊椎侧弯可能发生在颈椎、胸椎或腰椎，女性比男性容易发生；从背面看脊椎形状会呈C或S形，最明显症状是**前弯时，从背面看肩线一高一低**，侧身看呈驼背状。很多学生因书包过重，且长期只背在一侧而埋下病根。严重者会下肢发麻，无法久站、行走或侧睡。

改善要领 通过多运动和改善姿势来矫正体态。"脊椎运动"牵引整个背部肌肉，脊椎也得到伸展。"绕舌头"可刺激中枢运动神经。

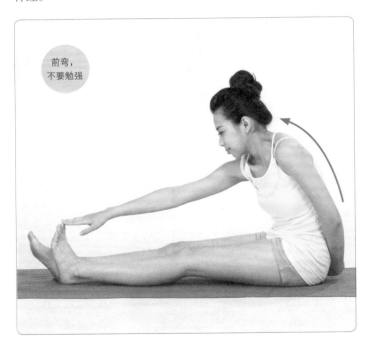

前弯，
不要勉强

脊椎运动 强化脊椎软骨，改善侧弯和驼背

坐在地板上，先挺腰、脚伸直，再弯腰往前，交替用左手摸右脚趾，右手摸左脚趾，以拉动脊椎，改善脊椎侧弯或驼背。

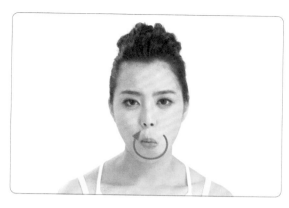

绕舌头

运动中枢神经

舌尖沿着上下排牙齿的外侧绕圈，可运动中枢神经，改善脊椎疼痛和神经麻痹，也是口吃、帕金森综合征、脑卒中后的复健运动。

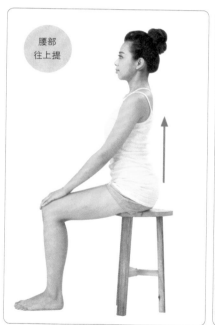

腰部
往上提

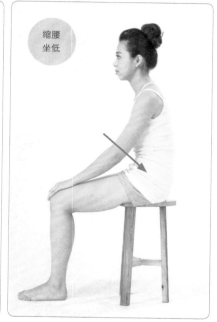

缩腰
坐低

腰上下拉 改善腰椎、脊椎炎、骨刺

将力道集中在腰部肌肉，反复往上、下拉动，可运动连接上身与下身之间的脊椎，改善腰酸、僵直性脊椎炎、骨刺。★腰受伤者慢慢做，找到不痛的角度来做即可。

6

坐骨神经痛·胯部无力·腰虚

症状 腰侧、下背疼痛
胯无力会频尿、脚步飘浮

　　坐骨神经由腰椎、荐椎神经构成，当椎间盘突出或摔伤，会使单侧或两侧腰部、下背感觉僵硬疼痛，向下延伸至臀腿，**严重时无法走路、难以平衡**；向上会造成肩膀酸痛发麻。两腿间的胯部连接股骨和骨盆，胯无力者走路会容易酸痛、频尿、腰挺不直，男性可能影响房事，女性怀孕和生产会很吃力。

改善要领 做"大腿前后移"按摩胯部和坐骨神经，病气能下到脚掌底"涌泉穴"排出，胯部肌肉也会强健；搭配"腰上下拉"，运动脊椎和腰力，肩膀能同时放松。

大腿前后移　运动坐骨神经、强健胯部

双腿膝盖前后轻移（左进右退、左退右进，脚掌不动），以拉动大腿、臀部、尾椎等穴位。帮助尾椎、胯部运动，刺激坐骨神经，改善脚麻、膝盖无力、背痛、便秘。

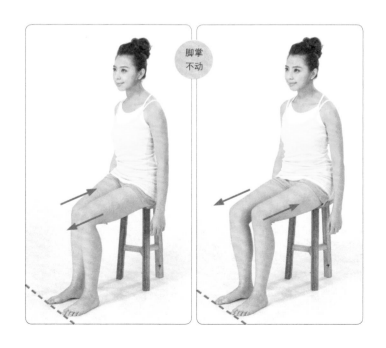

脚掌
不动

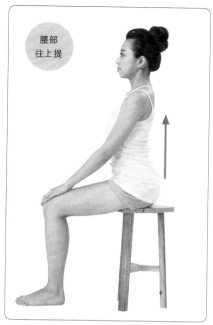

腰部
往上提

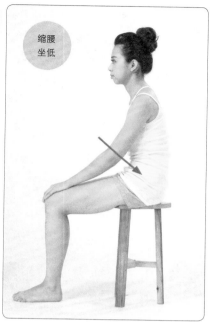

缩腰
坐低

腰上下拉 运动腰椎，刺激脊椎神经、软骨

将力道集中在腰部肌肉，反复往上、下拉动，可运动脊椎，改善腰酸、坐骨神经痛、僵直性脊椎炎、骨刺。★**腰受伤者慢慢做，找到不痛的角度来做即可。**

脚趾比一四

促进下半身循环

同"手指比一四"（第23页），双脚大脚趾与四趾交互抬落，拉动脚趾，刺激末梢神经和血液循环，可改善脚冰冷、怀孕害喜问题。

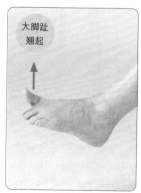

大脚趾
翘起

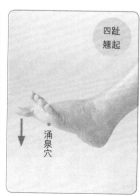

四趾
翘起

涌泉穴

7

腰扭伤·睡不安稳

症状 下背、腰、臀都觉得刺痛
一天睡不到 6 小时、浅眠

　　因为某个姿势不对、太快搬捡东西，或错误运动都可能忽然闪到腰，让腰部肌肉和韧带损伤，下背、腰、臀部会有刺痛感。而失眠者除了**身体不适的原因，压力大、心神不宁更是主因**；医界证实如果一天睡不到 6 小时，容易引发焦虑、糖尿病、心脏衰竭，且会短寿。

改善要领 腰扭伤的血瘀，做"缩小腹"牵动腰腹肌肉，把病气从**下丹田**排掉；血路疏通能帮助扭伤复原，也促进睡眠。做"腰上下拉"，搭"鼻吸少、嘴呼多"（第 17 页），加倍活络腰肌、纾缓腰痛。

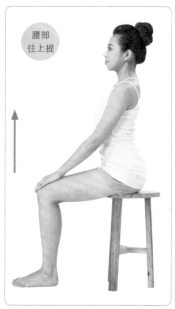
腰部
往上提

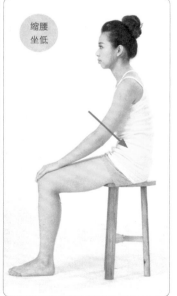
缩腰
坐低

腰上下拉　运动复健腰肌和脊椎

将力道集中在腰部肌肉，反复往上下拉动，可运动脊椎，改善腰部酸痛、坐骨神经痛、僵直性脊椎炎、骨刺。★**腰受伤者慢慢做，找到不痛的角度来做即可。**

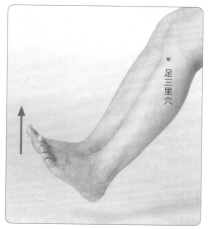

足三里穴

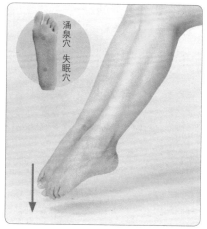

涌泉穴
失眠穴

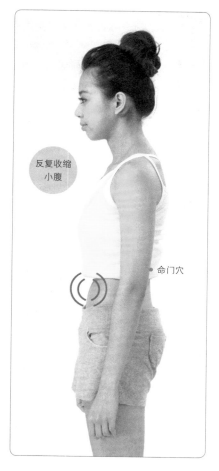

反复收缩
小腹

命门穴

脚掌上下

排病气、改善睡眠

脚掌反复由上向下压，使脚尖朝下，拉动
到脚踝关节，刺激足三里穴、失眠穴、涌
泉穴，有助改善睡眠和胃部运动，可改善
低血压、脚抽筋、怀孕害喜问题。

缩小腹

共振命门穴，改善腰不适

反复收缩肚脐周围的腹肌，拉动下腹部与
丹田，与后腰中心"命门穴"产生共振。
可改善气血不足或血液滞留；促进下身内
分泌，强化肠胃、子宫与膀胱。★**注意饭
后 90 分钟内勿做。**

8

手肩腰连带酸麻・腰挺不直

　　上身酸痛发麻的感觉，往往出现在手部长时间紧绷着做事的人身上，**尤其是工作惯用的身手那一侧**；酸麻感会从手部蔓延到肩膀，再向下到腰部，患者常不自觉将身体往前倾，有点弯腰驼背，很明显是筋络神经系统的全面问题。

改善要领 手、肩、腰都是关键改善部位："绕舌头"是中枢神经的按摩运动，以及做"新疆舞"活动肩颈、"腰上下拉"或"大腿前后移"活动腰部，搭配"手指比一四"活络手部末梢，**各点连贯成一线，可一并改善上半身的酸痛情形。**

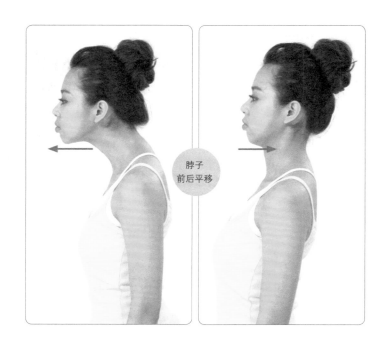

脖子
前后平移

新疆舞 运动肩颈，改善酸麻

肩膀不动，脖子前后平移，拉动后颈和肩膀，能改善肩颈酸痛、脖子僵硬；刺激头颈间脊椎部分、后半身的内分泌，与中枢神经系统，也可有效预防感冒、高血压、鼻子过敏、气喘。

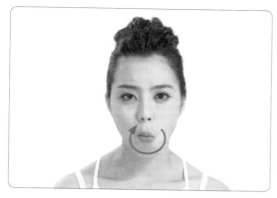

绕舌头

运动中枢神经，改善手麻

舌尖沿着上下排牙齿的外侧绕圈，可运动中枢神经，改善脊椎疼痛和神经麻痹，也是口吃、帕金森综合征、脑卒中后的复健运动。

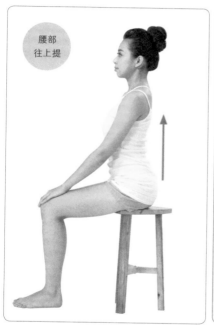

腰部往上提

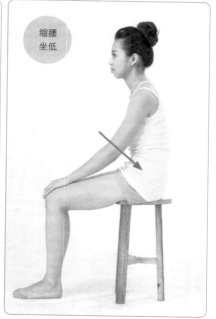

缩腰坐低

腰上下拉　运动腰部，改善腰部酸痛

腰部反复往上、下拉动，可运动脊椎，改善腰酸、坐骨神经痛、僵直性脊椎炎、骨刺。
★ 腰受伤者慢慢做，找到不痛的角度来做。

手腕关节痛·狭窄性腱鞘炎·指关节变形

症状 拇指侧痛肿，张虎口更痛
关节炎者早起手指更硬痛

只要是**手腕施力不当、过度疲劳的人就可能发生**狭窄性腱鞘炎。大拇指侧会抽痛、肿胀，张开虎口尤其严重，疼痛还会蔓延到上臂。而"类风湿性关节炎、退行性关节炎、过度劳动、痛风"会造成手指肿胀、变形，**早起时手指端僵硬无法紧握，勉强活动会感到痛楚**，有时还会指关节肿大，遇到天气变化或碰到水会更痛；严重时恐需换人工关节。

改善要领 除了运动韧带和关节，常做"张手"可把肿痛的病气从指缝散掉！

手腕左右摇 使手气顺畅，灵活腕关节

手腕往左右轻轻摇动，可单手或双手一起做。改善狭窄性腱鞘炎、手腕肌腱发炎。

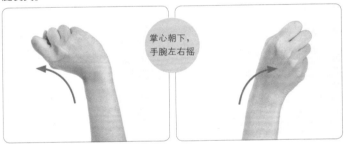

掌心朝下，
手腕左右摇

张手

使病气排出，灵活指关节

双手十指张开，再收起来，重复做3分钟；收张之间手掌可画圆弧线，帮助动作连贯。可促使手和腋窝淋巴胀气从指缝排出。

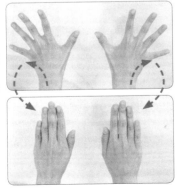

手腕臂麻痛·腕管综合征

长时间用鼠标或键盘，或做油漆类等手工，都应该小心患上腕管综合征。如果发现**转门把、开车转方向盘时，动作无力或麻木**，疼起来会从手腕痛到手臂，那就是腕管综合征。尤其现在依赖电子产品的人越来越多，使用正确姿势、多活动手腕，才可以防患于未然。

改善要领 腕管综合征不宜仅处理手腕不适，需要从**"肩膀"**改善。做**"新疆舞"**，配合**"转手"**和**"手指比一四"**，整只手臂的循环才能上下顺畅。

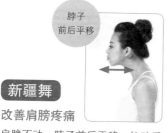

脖子
前后平移

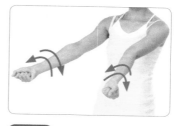

新疆舞

改善肩膀疼痛

肩膀不动，脖子前后平移，拉动后颈和肩膀，能改善肩颈酸痛、脖子僵硬；刺激头颈间脊椎部分、后半身的内分泌，与中枢神经系统，也可有效预防感冒、高血压、鼻子过敏、气喘。

转手

改善肩、臂、手腕麻痛

手臂伸直，双手握拳或张开，做向内、向外转，可同时拉动肩膀，改善肩膀酸痛、手酸手麻、肩周炎。

手指比一四

促进手部血液循环，改善手麻

双手**"举起大拇指"**，换四指比"四"，再轮流变换，以伸展拉动指节，可运动末梢神经、促进血液循环、预防感冒、改善手冰冷。手的末梢神经和孕妇胎儿的脐带相连，运动末梢等于帮胎儿做运动。

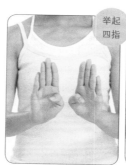

举起
四指

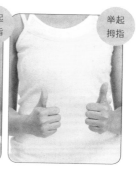

举起
拇指

11 退行性关节炎（太阳穴痛·肩痛·髋骨痛·膝痛）

"退行性关节炎"不是老人的专利，很多人都是身体使用不当、关节软骨过度磨损，所以骨头会老得快，肩膀、髋骨、膝盖、脚踝都是好发部位。尤其走路时**膝踝关节卡卡的，上下楼梯和半蹲困难，动辄膝痛、肩痛**都是典型症状；体质敏感的人在冷气风口，太阳穴还会疼痛。

改善要领 "新疆舞"解决颈肩僵痛；"大腿前后移"加强髋部力量；"抓脚趾"和"脚趾比一四"活络下身末梢神经。更重要的是做"鼻吸少、鼻呼多"，让氧气进入大脑，改善头痛。

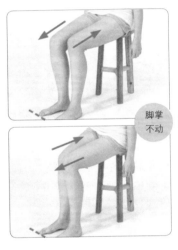

脚掌
不动

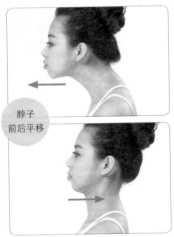

脖子
前后平移

大腿前后移

改善髋骨疼痛

端坐在椅子的 1/3 处，双腿膝盖前后轻移（左进右退、左退右进，脚掌不动），以拉动大腿、臀部、尾椎等穴位。帮助尾椎、胯部运动，刺激坐骨神经，改善脚麻、膝盖无力、背痛、便秘。

新疆舞

改善肩痛

肩膀不动，脖子前后平移，拉动后颈和肩膀，能改善肩颈酸痛、脖子僵硬；刺激头颈间脊椎部分、后半身的内分泌，与中枢神经系统，也有效预防感冒、高血压、鼻子过敏、气喘。

鼻吸少、鼻呼多

改善偏头痛

将力量放在头顶"百会穴"，由鼻子吸气，再缓缓从鼻子呼出又细又长的气，吸气少、呼气多，让氧气进入脑内再排出。有助减轻脑压、偏头痛、头晕，改善脑压内分泌不平衡。

脚趾比一四

头痛问题脚解决

坐在椅子上，双脚离地，同"手指比一四"（第23页），双脚大脚趾与四趾交互抬落，以拉动脚趾，刺激末梢神经和血液循环，可改善脚冰冷、怀孕害喜。★初学者可从五趾抬落练习。

抓脚趾

运动脚部末梢神经、强健骨质

站着或坐着，脚掌贴地，脚趾五趾连续做抓地动作，可拉动活络脚趾末梢神经，预防骨骼钙质流失。做时可在脚下铺毛巾，避免磨伤脚皮。

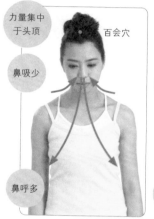

力量集中于头顶　　百会穴

鼻吸少

鼻呼多

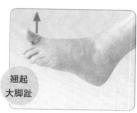

翘起大脚趾

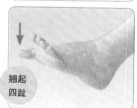

翘起四趾

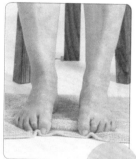

脚趾连续向下抓地

注意

大腿前后移

双膝前后拉动，脚掌不可移动！

做"大腿前后移"膝盖前后拉动时，常有学员为了加大运动力道，而移动到脚掌位置，这是错误的！双脚掌应该保持平行贴放地面，仅以双膝轮流前后移动，拉动大腿、臀部到尾椎，不要太用力。

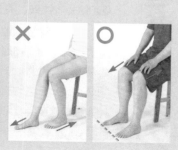

12

膝盖无力·膝痛·蹲下站不起来

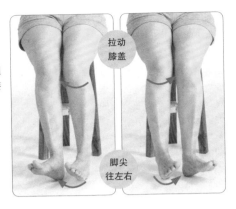

膝盖运动

改善膝盖问题

双脚脚跟点地，脚尖翘起往左右平移，拉动膝盖跟着转动，帮助膝盖、韧带运动。

拉动膝盖

脚尖往左右

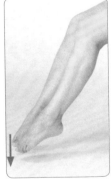
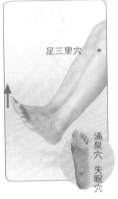

脚掌上下

改善全身气血顺畅

脚掌反复由上向下压，使脚尖朝下，拉动到脚踝关节，刺激足三里穴、失眠穴、涌泉穴，有助好眠和胃部运动，还可改善低血压、脚抽筋、怀孕害喜。

足三里穴

涌泉穴 失眠穴

症状 走路、上下楼梯膝盖卡卡
膝关节钝痛、有怪声

　　蹲下去却站不起来，表示下身无力，作为重要支撑点的**膝盖、肌肉和韧带出了问题**，凡过胖、劳动者、中年妇女、运动员格外容易发生。发作时，持续走动几分钟便有不适感；蹲下再起身必须扶撑或靠他人搀扶才起得来；上下楼梯举步维艰，用力时还有钝痛感，**甚至会听见膝关节发出声音**。

改善要领 腰气下不来就会膝无力，做"脚掌上下压"，带动膝盖外窝下方"足三里穴"，顺畅气血。勤做"膝盖运动"则有助膝盖和韧带恢复弹力。

13

症状 更年期女性比男性严重
运动量少、变矮、容易骨折

　　"骨质疏松症"是因为钙质流失或钙质补充不足，两者同样严重。妇女更年期因雌激素减少，钙质流失会更严重；缺乏运动、遗传因素也会让流失恶化。骨质密度低初期不会不适，渐渐却**容易骨折、身高缩水、脊椎变形**；患者往往是骨折受伤后，才惊觉自己有骨质疏松症。

改善要领 中医认为骨质疏松是肾虚、脾虚所致，做"抓脚趾"正是按摩肾脾，因为能牵动脚底板"涌泉穴"（补肾、强筋壮骨），和脚踝上方内侧"三阴交穴"（改善脾胃虚弱）。

抓脚趾

预防骨质流失

站着或坐着，脚掌贴地，脚趾五趾连续做抓地动作，可拉动活络脚趾末梢神经，预防骨骼钙质流失。做时可在脚下铺毛巾，避免磨伤脚皮。

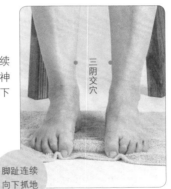

三阴交穴

涌泉穴
失眠穴

脚趾连续
向下抓地

注意

鼻吸少、嘴呼多 拉下巴

帮助纾缓跌倒、骨伤的疼痛感！
发生跌倒、骨伤、尾椎受伤时，做"鼻吸少、鼻呼多""鼻吸少、嘴呼多"（第17页），能减缓疼痛不适和压力感；若下身受伤无法运动，"拉下巴"（第39页）能维持上身良好的内分泌和免疫力。

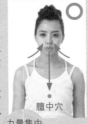

膻中穴

力量集中
于胸部

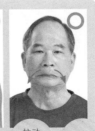

拉动
脖子的筋

嘴角向下

焦躁·压力头痛·失眠

14

症状 头胀头痛、嘴破皮、牙龈流血
睡眠、注意力不集中

　　神经和情绪压力引起的症状，多会具体表现在生理上，当压力超过负荷，会焦躁易怒，伴随着头痛、嘴破皮、牙龈浮肿出血的生理反应，日不成思、夜不成眠，注意力无法集中。

改善要领 身心症多是**大脑、心脏和神经系统的连锁问题**。做"鼻吸少、嘴呼多"排出废气，让细胞有氧化、降火气、解忧郁；"鼻吸少、鼻呼多"则减轻脑压，改善头疼。

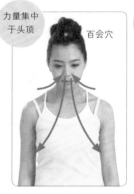

力量集中于头顶　百会穴

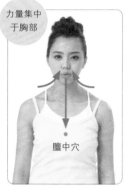

力量集中于胸部　膻中穴

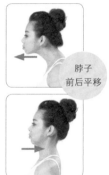

脖子前后平移

鼻吸少、鼻呼多

减轻脑压

力量放在头顶"百会穴"，由鼻子吸气，再缓缓从鼻子呼出又细又长的气，吸气少、呼气多，让氧气进入脑内再排出。有助减轻脑压、偏头痛、头晕，改善脑压内分泌不平衡。

鼻吸少、嘴呼多

降火气，减缓不适

力量放在胸部中央（膻中穴），鼻吸气少、嘴呼气多。通过排出废气、交换氧气的动作，促使细胞有氧化。可降火气，改善忧郁恐惧症，减轻压力，解毒，改善运动过程中产生的不适反应。

新疆舞

平衡内分泌和血压

肩膀不动，脖子前后平移，拉动后颈和肩膀，能改善肩颈酸痛、脖子僵硬；刺激头颈间脊椎部分、后半身的内分泌，与中枢神经系统，也可有效预防感冒、高血压、鼻子过敏、气喘。

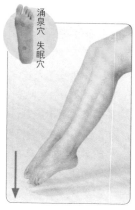
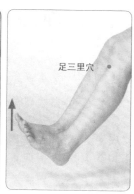

涌泉穴
失眠穴

足三里穴

脚掌上下

排病气、改善失眠

脚掌反复由上向下压，使脚尖朝下，拉动到脚踝关节，刺激足三里穴、失眠穴、涌泉穴，有助好眠和胃部运动，还可改善低血压、脚抽筋、怀孕害喜。

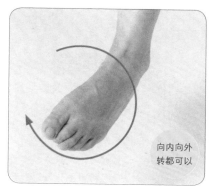

向内向外
转都可以

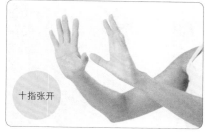

十指张开

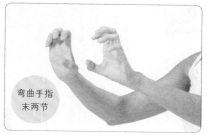

弯曲手指
末两节

脚板转圈

促气下降，头问题由脚解决

脚板转圈可拉动脚踝关节（向内向外转都可以），促使病气下降至脚，有助改善骨炎背痛引起的头痛胸紧。

手指末梢弯曲

纾缓紧张压力

双手十指张开，弯曲手指末两节，似舞爪状，以拉动运动手指末梢神经（胃反射区）；可改善紧张及其引起的胃不适，改善手指关节变形。

15

不宁腿（脑子想睡、腿不想睡）·脚抽筋·头晕

症状 睡觉时脚会乱踢、脚抽筋、难入睡；低血压性头晕

中医认为"血不荣筋"是脚抽筋的主因，即血液循环不良、脾胃弱、肾气虚，女性或老人较常在睡梦里小腿或大腿抽筋。也有人是白天压力大，或接触太刺激的声光影像，比如看了 3D 动作片，**到晚上脑子睡了，腿不想睡，中枢神经和腿失联，腿只好动一动来回应，得了"不宁腿综合征"。**

改善要领 做"脚掌上下"，伸展运动脚踝、脚尖、小腿筋，促进血液循环、减少抽筋；牵动膝盖下方"足三里穴"，促使筋络神经协调。做"鼻吸少、鼻呼多"帮助减压入睡。

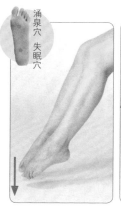 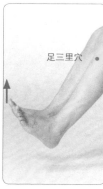

脚掌上下

拉动小腿，改善抽筋

脚掌反复由上向下压，使脚尖朝下，拉动到脚踝关节，刺激足三里穴、失眠穴、涌泉穴，有助好眠和胃部运动，还可改善低血压、脚抽筋、怀孕害喜。

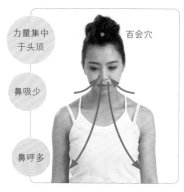

鼻吸少、鼻呼多

减轻脑压、助眠

将力量放在头顶"百会穴"，由鼻子吸气，再缓缓从鼻子呼出又细又长的气，吸气少、呼气多，让氧气进入脑内再排出。有助减轻脑压、偏头痛、头晕，改善内分泌不平衡。

紧张・心跳快・胃酸过多

心跳、呼吸急速变快
感觉恶心、胃胀、胃反酸

　　当生活忙碌，或过度疲累的时候，你是不是也感觉情绪特别紧绷、烦躁易怒！而且一旦饮食或作息不正常，导致肝郁气滞，还会伴随着心跳加速、呼吸不稳定、胃酸分泌过多、恶心、腹胀等症状，甚至引发胃黏膜受损。

改善要领　"手指末梢弯曲"会牵动末梢神经，减缓紧张，同时联结到胃部，利用反复弯指、放松，**即在远端按摩胃部，帮胃放松。**"缩小腹"也有同样功能，等于纾缓胃脏，胃酸也会减少分泌，避免胃酸反流的灼心痛，可以降低患胃癌的概率。

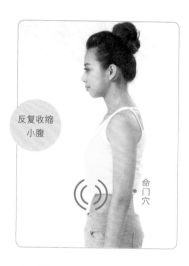

反复收缩
小腹

命门穴

手指末梢弯曲

纾缓紧张、胃不适

双手十指张开，弯曲手指末两节，似舞爪状，以拉动运动手指末梢神经（胃反射区）；可改善紧张及其引起的胃不适，改善手指关节变形。

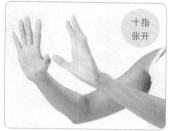

十指
张开

缩小腹

帮胃放松，平衡胃酸

反复收缩肚脐周围的腹肌，拉动下腹部与丹田，与后腰中心"命门穴"产生共振。可改善气血不足或血液滞留；促进下身内分泌，强化肠胃、子宫与膀胱。**★注意饭后90分钟内勿做。**

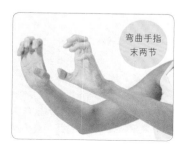

弯曲手指
末两节

17

记忆衰退·反应慢·口吃·睡不好

症状 努力记还是忘东忘西
讲话会心急却常忘词

这些问题都集中在**头和脑**，当口齿表达能力衰退、记忆力和理解力大不如前、睡不安稳时，**请不要全归咎于年纪大了**，要注意身体可能已经出状况。尤其常熬夜者会消耗肾气、损伤记忆力，甚至会健忘、患上阿尔兹海默症。

改善要领 脑为元神之府，当脖颈发硬、气血不动，脑功能会退化受损，也无法好眠。做"点头"和"新疆舞"牵动后颈，活络脑下垂体、脊椎和中枢神经，提高脑力和反应力。常做"手指压掌心"，拉动末梢神经，能和脑神经相通，有助改善记忆衰退。

绕舌头

刺激中枢神经，改善口吃

舌尖沿着上下排牙齿的外侧绕圈，可运动中枢神经，改善脊椎疼痛和神经麻痹，也是口吃、帕金森综合征、脑卒中后的复健运动。

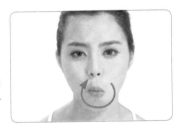

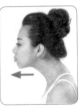 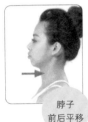

脖子前后平移

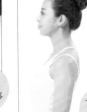 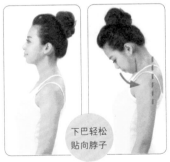

下巴轻松贴向脖子

新疆舞

改善脑部萎缩

肩膀不动，脖子前后平移，拉动后颈和肩膀，能改善肩颈酸痛、脖子僵硬；刺激头颈间脊椎部分、后半身的内分泌，与中枢神经系统，也可有效预防感冒、高血压、鼻子过敏、气喘。

点头

强健脑力，改善反应，预防阿尔兹海默症

低头将下巴轻松贴向脖子，以拉动后颈部与脑下垂体，促进生长，增强记忆力，预防阿尔兹海默症。

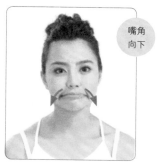

嘴角
向下

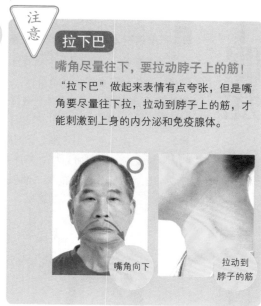

注意

拉下巴

嘴角尽量往下，要拉动脖子上的筋！

"拉下巴"做起来表情有点夸张，但是嘴角要尽量往下拉，拉动到脖子上的筋，才能刺激到上身的内分泌和免疫腺体。

嘴角向下

拉动到
脖子的筋

拉下巴

改善上身内分泌

嘴角向下用力，似龇牙咧嘴状，可拉动颈部、前胸及腺体，刺激甲状腺、乳腺、淋巴腺，改善上半身内分泌和提升免疫力。

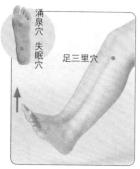

涌泉穴
失眠穴
足三里穴

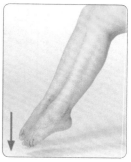

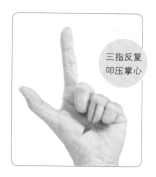

三指反复
叩压掌心

脚掌上下

睡前运动，改善失眠

脚掌反复由上向下压，使脚尖朝下，拉动到脚踝关节，刺激足三里穴、失眠穴、涌泉穴，有助改善睡眠和胃部运动，还可改善低血压、脚抽筋、怀孕害喜。

手指压掌心

改善记忆力衰退

弯曲中指、无名指、小指，用力向掌心叩压，然后放开，重复叩放3分钟。有助促进脑活动，防治记忆力退化。

18

干眼症·眼压高·易流泪

干眼症引发的眼球充血、刺热
眼压高引发酸涩、眼茫、头痛

　　"干眼症"是眼泪太少或质量差，会引起眼球充血、刺痛、灼热、眼茫，严重时会导致角膜上皮损伤；**长期用眼、睡眠不足、戴隐形眼镜者要小心**。若感觉眼睛酸涩、眼茫、偏头痛、想吐，极可能"眼球里的压力"已经超标（21mmHg以上），会伤害视神经。"眼疾、易流泪"都会让眼睛容易受感染。

改善要领 做"张闭眼皮""手贴眉毛上下"按摩眼周穴位，放松视神经，改善疲劳。搭配"鼻吸少、鼻呼多"让氧气进入大脑再排出，能立刻降低脑压和眼压。

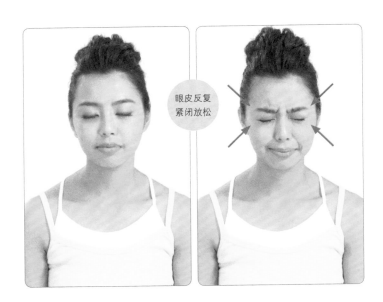

眼皮反复
紧闭放松

张闭眼皮

拉动泪腺，改善眼疾

双眼紧闭后再放松，像反复眨眼睛一样，可拉动眉头和视神经，有效改善干眼症、眼睛疲劳及其他眼疾。

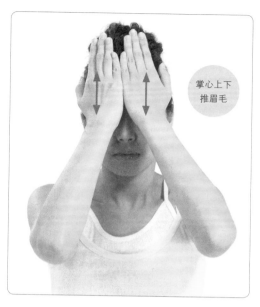

掌心上下
推眉毛

手贴眉毛上下

活化视神经

眼睛闭上，双手掌心贴在眉毛上，将眉毛上下拉动，借此按摩眼睛，并拉动眉毛与上眼皮间的穴位，帮助改善眼疾。

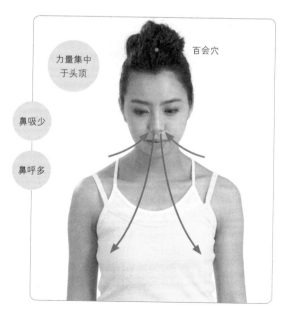

力量集中
于头顶

百会穴

鼻吸少

鼻呼多

鼻吸少、鼻呼多

释放脑压、眼压

将力量放在头顶"百会穴"，由鼻子吸气，再缓缓从鼻子呼出又细又长的气，吸气少、呼气多，让氧气进入脑内再排出。有助减轻脑压、偏头痛、头晕，改善脑压内分泌不平衡。

19

耳鸣·耳疾·疲劳

症状 耳朵有嗡嗡、吱吱声
耳痛、耳胀、发烧、重听

　　一边或两边耳朵经常持续或间接听见嗡嗡、吱吱声，有时是疲累、睡眠不足或紧张造成，**但更多的是耳朵疾病的征兆**。会出现耳鸣的耳疾，包括外耳炎、中耳炎、骨膜穿孔等，还会有耳朵疼痛、耳胀、发烧、倦怠、恶心等症状，严重时会影响听力。

改善要领 "塞鼻孔呼气"让气从眼睛和耳朵排出，等于帮眼耳按摩、活化听力和视力；但不可太用力，以免耳膜受伤，有心脏问题的人也不适合做。"张嘴"则像在打哈欠，更精准地牵动到耳膜，有可能使恼人的耳鸣消失。

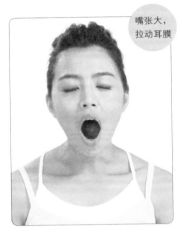

嘴张大，
拉动耳膜

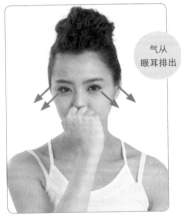

气从
眼耳排出

张嘴

拉耳膜、消耳鸣

嘴巴张开，像在打哈欠一样，可拉动耳膜，改善耳鸣。

塞鼻孔呼气

按摩耳眼，防治耳病

鼻子先吸入一口气，再闭嘴憋气，然后弯曲手指用指节塞住双鼻孔，用鼻呼气，使气从眼、耳排出，有助于按摩眼耳，改善眼耳病症、耳鸣，促进耳聪目明。★**心脏不佳者勿做。**

绕舌头

中枢神经运动

舌尖沿着上下排牙齿的外侧绕圈，可运动中枢神经，改善脊椎疼痛和神经麻痹，也是口吃、帕金森综合征、脑卒中后的复健运动。

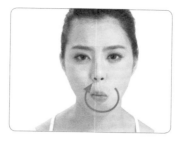

拉上唇

颜面神经运动

将上唇往下拉，可拉动脸部动脉、静脉、人中穴位、鼻子与眉毛，有美容功效。

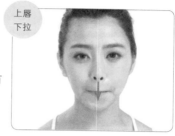

上唇
下拉

下巴左右移

三叉神经运动

嘴巴张开，下牙床往左右移动，以拉动耳膜，改善耳疾。

下牙床
左右移

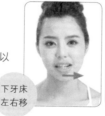
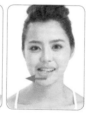

症状 脸颊或肢体两侧一重一轻
站着或走路不平衡

当感觉到左右边脸颊或身体不太平衡时，极可能是**颜面神经或中枢神经有异状，或是负责听觉与平衡的耳朵出了毛病**。惯用右手或左手的人，也可能因为单侧肢体神经长期受挤压，或剧烈运动的后遗症，导致身体两边感觉一重一轻，有歪一边的感觉；不只要处理失衡的不适感，中枢神经、脊椎也要检查和复健。

改善要领 做脸部运动"拉上唇"，让脸部循环通畅；同时做"下巴左右移"来改善耳疾。别忘了做最重要的"绕舌头"，多多运动中枢神经。

颜面神经或身体左右边感觉不一

手指手臂发麻

手麻的现象，除了因为中枢神经、骨骼问题之外，也可能是心血管问题所引起。**麻痹的位置多半发生在手指末梢**，少数会连手掌、手臂都麻木，甚至无法抬手或挥手，仿佛得了肩周炎。年轻人最常见的"电脑手"，则有手腕麻的现象。有人前肢生了气结、脂肪瘤，要从改善循环下手，问题才不会复发扩大。

改善要领 "转手"和"手指、脚趾比一四"动作，都可以让肩膀、手臂、手腕、手指，或脚部末梢神经充分运动，改善血液循环，让气自然顺畅无阻。

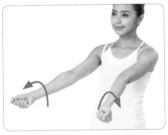

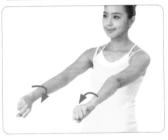

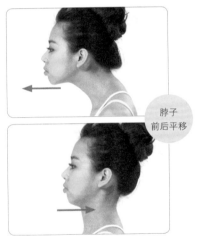

脖子
前后平移

转手

运动肩关节

手臂伸直，双手握拳或张开，做向内、向外转动，可同时拉动肩膀，有效改善肩膀酸痛、手酸手麻、肩周炎。

新疆舞

运动中枢神经，改善发麻

肩膀不动，脖子前后平移，拉动后颈和肩膀，能改善肩颈酸痛、脖子僵硬；刺激头颈间脊椎部分、后半身的内分泌，与中枢神经系统，也可有效预防感冒、高血压、鼻子过敏、气喘。

腰无法挺直·无法久坐·脚容易麻

症状 坐不到 2 分钟就需换姿势
体态弯腰驼背，后仰困难

　　体态无法挺直的人越来越多，**问题出在腰部居多**，因为久坐少动的作息造成腰肌无力、气血不畅，所以支撑不了身体挺直，更无法久坐，上身会不自觉往下沉，才坐一下就要换姿势；加上血液循环差，一个姿势维持不了多久，很快就感觉到脚麻发冷。

改善要领 一定要先活络中枢神经，做"绕舌头"活化脊柱神经，增强躯体核心感知的强度；想要从腰部向上延伸，需靠"新疆舞"照顾颈部和中柱；搭配其他腰腿运动，则锻炼到腰部、胯下和末梢神经。

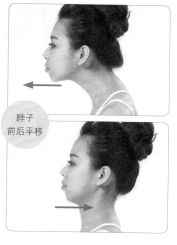

脖子
前后平移

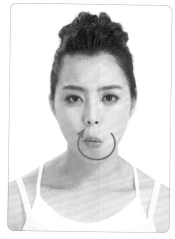

新疆舞

刺激后脑、脊椎

肩膀不动，脖子前后平移，拉动后颈和肩膀，能改善肩颈酸痛、脖子僵硬；刺激头颈间脊椎部分、后半身的内分泌，与中枢神经系统，也可有效预防感冒、高血压、鼻子过敏、气喘。

绕舌头

运动中枢神经

舌尖沿着上下排牙齿的外侧绕圈，可运动中枢神经，改善脊椎疼痛和神经麻痹，也是口吃、帕金森综合征、脑卒中后的复健运动。

大腿前后移

使胯部气血顺畅

端坐在椅子的 1/3 处，双腿膝盖前后移动（左进右退、左退右进，脚掌不动），以拉动大腿、臀部、尾椎等穴位。帮助尾椎、胯部运动，刺激坐骨神经，改善背痛、便秘、膝盖无力。

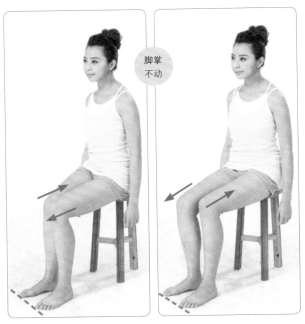

脚掌
不动

脚掌上下

促使病气从涌泉穴排出

脚掌反复由上向下压，使脚尖朝下，拉动到脚踝关节，刺激足三里穴、失眠穴、涌泉穴，有助好眠和胃部运动，还可改善低血压、脚抽筋、怀孕害喜。

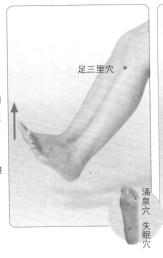

足三里穴

涌泉穴
失眠穴

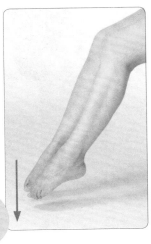

腰上下拉

运动腰椎软骨，促气下降

将力道集中在腰部肌肉，反复往上下拉动，可运动连接上身与下身之间的脊椎，改善腰酸、僵直性脊椎炎、骨刺。★腰受伤者慢慢做，找到不痛的角度来做即可。

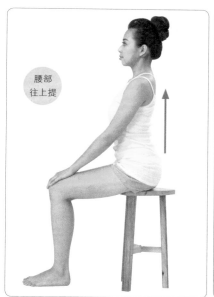

腰部
往上提

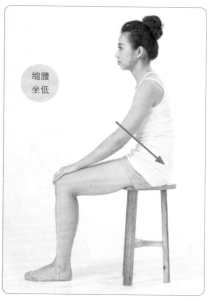

缩腰
坐低

注意

腰上下拉

腰下拉时坐低缩腹，拉动后腰"命门穴"！

后腰中心"命门穴"若阻塞，会导致腰酸背痛脚麻，病气也会瘀积，损坏旁边的肾脏。反复做"腰上下拉"，挺腰缩腹的动作尽量明显，按摩命门穴和肾脏，可延缓衰老。

提腰、坐低，加大动作幅度

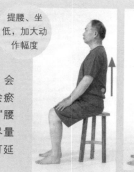

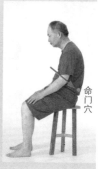

命门穴

胃痛·胃胀气·肠胃病·胃酸反流

症状 逆气上行、感觉食道噎住
严重致呕胃酸、烧心

很多人因为运动不足，或**膳食纤维摄取过少**，以致肠胃蠕动不佳，肠内细菌发酵产生酸败气体，造成胀气或便秘；也有人因为吃太多会产生气体的食物，如气泡饮料、豆类，或吃太快而吞入太多空气，或吸烟、嚼口香糖等，以致胃胀气。此外，**熬夜、紧张焦虑会导致胃酸分泌得比平时多，造成胃部不适。**

改善要领 气悬在胃而降不下来，是造成胃病的主因。"缩小腹"可收缩肚脐附近的肌肉和穴位，让气向下走至下丹田，便可排出体外。

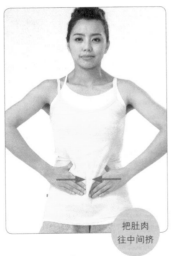

把肚肉
往中间挤

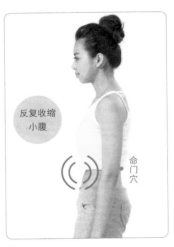

反复收缩
小腹

命门穴

胃部运动

强化胃部肌肉

将小腹左右两边的肉，往肚脐中间挤，以收缩腹部。有助排除胃部胀气，强化胃部肌肉。★注意饭后90分钟内勿做。

缩小腹

调整胃酸，消胀气

反复收缩肚脐周围的腹肌，拉动下腹部与丹田，与后腰中心"命门穴"产生共振。可改善气血不足或血液滞留；促进下身内分泌，强化肠胃、子宫与膀胱。★注意饭后90分钟内勿做。

吞舌根

强化淋巴、刺激消化道

嘴巴闭着，将舌头在口内平行往前后伸展，致舌根往后挤，且脖子两边淋巴腺鼓起。连续动作，有助强化气管与肺部，防治肺疾、咽喉发炎、甲状腺、扁桃腺等问题。

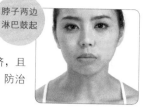

脖子两边淋巴鼓起

脚掌上下

促进睡眠

脚掌反复由上向下压，使脚尖朝下，拉动到脚踝关节，刺激足三里穴、失眠穴、涌泉穴，有助好眠和胃部运动，还可改善低血压、脚抽筋、怀孕害喜。

手指末梢弯曲

纾缓因紧张引起的胃不适

双手十指张开，弯曲手指末两节，似舞爪状，以拉动运动手指末梢神经（胃反射区）。可改善紧张及其引起的胃不适，改善手指关节变形。

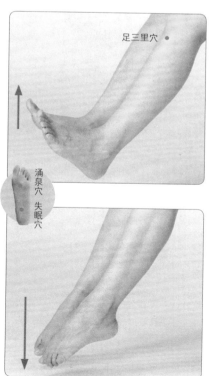

足三里穴 ·

涌泉穴 失眠穴

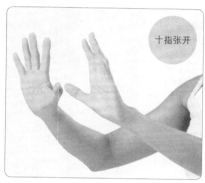

十指张开

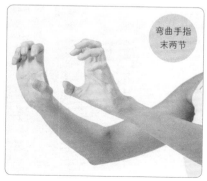

弯曲手指末两节

24

肠躁症·拉肚子·便秘

症状 腹胀放屁、便秘或拉肚子
严重者肠绞痛、影响行动

　　大肠内有自律神经与大脑相连，会自行调节蠕动，故称"第二个大脑"。近年常被讨论的"大肠激躁症"，属胃肠科疾病，分为：**便秘型、腹泻型、便秘和腹泻混合交替型**三类。肠道问题常有腹痛、腹泻、便秘、打嗝、放屁、肚子咕噜叫、胸口闷、缺乏食欲等症状。多做活血清肠运动，才能**降低患大肠癌的风险**。

[改善要领] 腹腔不适、蠕动问题，多做"缩小腹"，让病气从下丹田排出去。"大腿前后移"锻炼胯部、拉动下腹，可改善便秘。

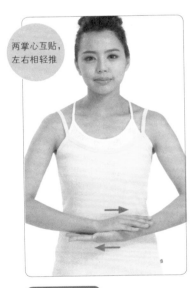

两掌心互贴，
左右相轻推

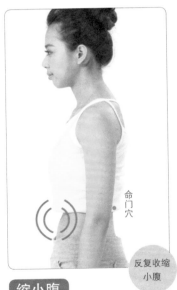

命门穴

反复收缩小腹

推手造血

加速排除血中废物

掌心相贴，仅用掌心之力左右相轻推。促进造血，改善贫血；同时加速血液循环，有助排除血中废物，还可改善高脂血症、平衡白细胞与红细胞。

缩小腹

促进肠胃蠕动

反复收缩肚脐周围的腹肌，拉动下腹部与丹田，与后腰中心"命门穴"产生共振。可改善气血不足或血液滞留；促进下身内分泌，强化肠胃、子宫与膀胱。★**注意饭后90分钟内勿做。**

大腿前后移

改善便秘问题

双腿膝盖前后轻移（左进右退、左退右进，脚掌不动），以拉动大腿、臀部、尾椎等穴位。帮助尾椎、胯部运动，刺激坐骨神经，改善背痛、便秘、膝盖无力。

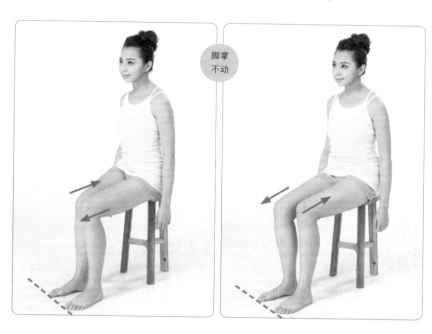

脚掌
不动

脚趾比一四

促进下身血液循环

双脚大脚趾与四趾交互抬落，以拉动脚趾，刺激末梢神经和血液循环，还可改善脚冰冷、怀孕害喜。

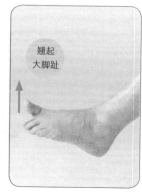

翘起
大脚趾

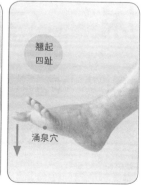

翘起
四趾

涌泉穴

25

痔疮·膀胱无力·漏尿·频尿

症状 大便带血、肛门痛小心痔疮
频尿、尿少、夜尿

　　痔疮是直肠下段和肛门口的**血管因回流不佳造成曲张**，分外痔和内痔，常会大便带血、肛门痛。膀胱储尿感觉太迟钝或太敏感，则尿少、频尿、夜尿而失眠；**肌力弱则易漏尿**。也有因手术损伤膀胱或尿道而导致尿失禁，需做复健运动。

改善要领 "提肛"锻炼肾脏和阴部肌肉。"大腿往后踢""大腿前后移"训练胯臀肌肉，能改善便秘和痔疮；或"定肌法""缩小腹"锻炼腹肌，有助强肌助排。**睡不好者**可做"脚掌上下"，活络末梢神经来助眠。

提肛

肾脏排泄运动

肛门向上提缩，似憋大便状，可拉动括约肌及腹肌，运动肾脏和阴道，有助改善肾结石、单纯性肾脏病，高尿酸。

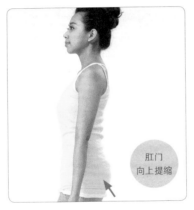

肛门
向上提缩

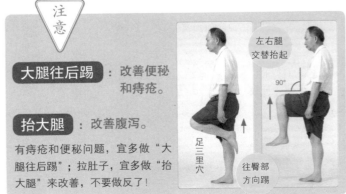

注意

大腿往后踢：改善便秘和痔疮。

抬大腿：改善腹泻。

有痔疮和便秘问题，宜多做"大腿往后踢"；拉肚子，宜多做"抬大腿"来改善，不要做反了！

左右腿交替抬起

90°

足三里穴

往臀部方向踢

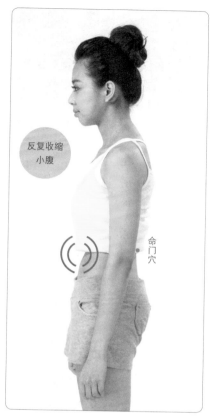

反复收缩
小腹

命门穴

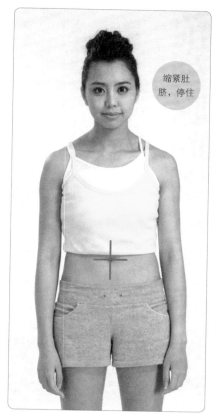

缩紧肚
脐，停住

缩小腹

膀胱运动

反复收缩肚脐周围的腹肌，拉动下腹部与
丹田，与后腰中心"命门穴"产生共振。
可改善气血不足或血液滞留；促进下身内
分泌，强化肠胃、子宫与膀胱。★**注意饭
后 90 分钟内勿做。**

定肌法

紧实下腹韧带运动

缩紧肚脐后停住，不需憋气，可拉紧下腹
部肌肉，改善尿失禁。★**注意饭后 120 分
钟内勿做；术后伤口愈合才能做。**

26

前列腺问题

症状 频尿、夜尿、排尿困难
腹股沟或阴囊肿痛，走路更痛

前列腺是男性才有的器官，它位于膀胱下方，**中间有尿道流经，后侧有输精管进入**；功能包括：制造部分精液、射精后分泌腺液提供精子活化的环境，故中医称为**"精门"**。随年纪渐长，前列腺可能增生肥大，会造成频尿、滴尿、夜尿、排尿困难，也增加患前列腺癌的概率。可定期检查 PSA 前列腺特异抗原指数，作防癌参考。

改善要领 常做"抬大腿"，直接牵动腹股沟的肌肉和淋巴腺；"按摩腹股沟"促进淋巴腺畅通，双重强化前列腺。

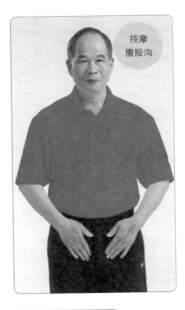

按摩腹股沟

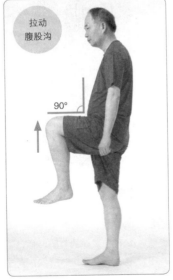

拉动腹股沟

90°

按摩腹股沟

改善前列腺病症

以双手按摩两侧的腹股沟，促使腹股沟内的淋巴腺畅通，帮助改善前列腺病症。

抬大腿

强化前列腺

身体站直，交互提高单脚膝盖，使大腿与身体呈 90°，可拉动腹股沟、强化前列腺、改善腹泻。

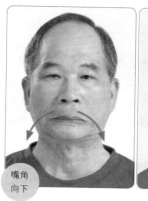
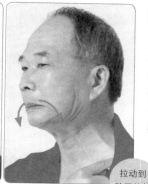

嘴角
向下

拉动到
脖子的筋

拉下巴

平衡上半身内分泌

嘴角向下用力，似龇牙咧嘴状，可拉动颈部、前胸及腺体，刺激甲状腺、乳腺、淋巴腺，改善上半身内分泌和提升免疫力。

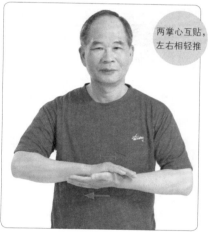

两掌心互贴，
左右相轻推

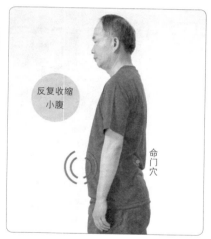

反复收缩
小腹

命门
穴

推手造血

改善血液循环

双手手掌平放在腹部前方，掌心相贴，手腕平直勿弯曲。仅用掌心之力左右相轻推，手掌心很快会觉得温热。促进造血、改善贫血；同时加速血液循环，有助排出血中废物，及改善高脂血症、平衡白细胞与红细胞。

缩小腹

平衡下半身内分泌

反复收缩肚脐周围的腹肌，拉动下腹部与丹田，与后腰中心"命门穴"产生共振。可改善气血不足或血液滞留；促进下身内分泌，强化肠胃、子宫与膀胱。★注意饭后 90 分钟内勿做。

27 高血糖·糖尿病

症状 吃多但体重减轻，尿甜招蚂蚁
易累、易饿、易眼花

　　胰岛素分泌不足或抗阻，无法降低血液中的糖分而跑到尿液里，形成糖尿病。典型症状是**"三多"：吃多、喝多、尿多，体重却减轻**；较明显是易累、易饿、视力衰退、尿道常感染、皮肤或外阴瘙痒、脚麻、伤口不易痊愈。肥胖、高血压、高脂血、有家族病史、怀孕者都是高危人群。

改善要领 防治糖尿病的运动，分为：**促进血液循环以提高代谢力，和提升免疫力**两大方向。控制指数不超过：饭前血糖 120mg/dl、饭后血糖 140mg/dl、糖化血红蛋白（HbA1C）7%。

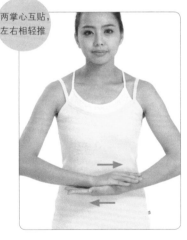

两掌心互贴，左右相轻推

推手造血

加速血液循环
双手手掌平放在腹部前方，掌心相贴，手腕平直勿弯曲。仅用掌心之力左右轻推，手掌心很快会觉得温热。促进造血、改善贫血；同时加速血液循环，有助排除血中废物，还可改善高脂血、平衡白细胞与红细胞。

拉下巴

运动免疫系统，增强免疫力
嘴角向下用力，似龇牙咧嘴状，可拉动颈部、前胸及腺体，刺激甲状腺、乳腺、淋巴腺，改善上半身内分泌和提升免疫力。

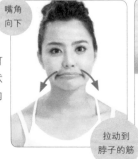

嘴角向下

拉动到脖子的筋

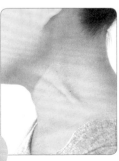

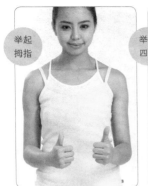
举起拇指

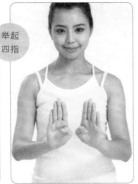
举起四指

手指比一四

刺激末梢神经，防并发症

双手"举起大拇指"，换四指比"四"，再轮流变换，以伸展拉动指节，可运动末梢神经、促进循环、预防感冒、改善手冰冷。末梢神经也与孕妇和胎儿脐带相连，可帮胎儿做运动。

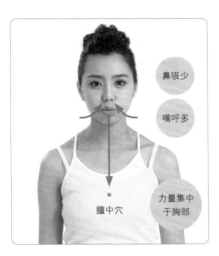
鼻吸少
嘴呼多
膻中穴
力量集中于胸部

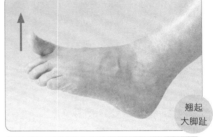
翘起大脚趾

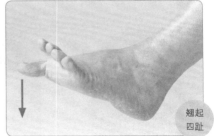
翘起四趾

鼻吸少、嘴呼多

降火气，减缓不适

力量放在胸部中央（膻中穴），先由鼻子吸气，再缓缓从嘴呼出又细又长的气，鼻吸气少、嘴呼气多。通过废气排出、交换氧气的动作，促使细胞有氧化。可降火气、改善忧郁恐惧症、减轻压力、解毒、改善运动过程中产生的不适反应。

脚趾比一四

刺激末梢神经，防并发症

双脚大脚趾与四趾交互抬落，以拉动脚趾，刺激末梢神经和血液循环，可改善脚冰冷、怀孕害喜。

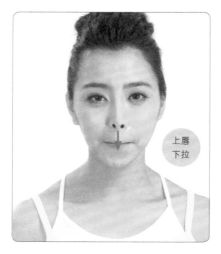

上唇
下拉

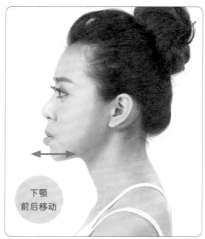

下颚
前后移动

拉上唇

刺激人中，改善血液循环

将上唇往下拉，可拉动脸部动脉、静脉、人中穴、鼻子与眉毛，有助改善脸部血液循环，美颜。

下颚往前

自律神经运动，有助控制病情

嘴巴微张，下颚往前后移动，以拉动耳下与颚间穴位，运动自律神经。

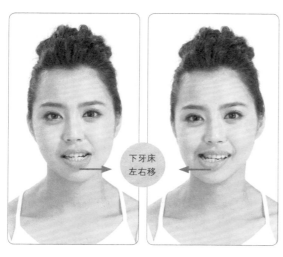

下牙床
左右移

下巴左右移

脾脏运动，防并发症

嘴巴张开，下牙床往左右移动，以拉动耳膜，改善耳疾；运动到耳朵的脾脏反射区，提升其免疫功能。

注意

中国台湾有关部门建议：防治糖尿病重要指数

避免并发症：失明、截肢、心脑梗死

糖尿病如果没有好好控制，会引发很多并发症和危险症状，例如：眼部疾病、神经系统病变、心脏血管病、脑血管病、下肢血管病变，甚至可能失明、截肢、昏迷、急性酮症酸中毒。

建议大家经常量以下10项指数，随时提醒自己维持好运动、饮食、作息，以防病缓症。

参考检测项目	应控制数值
饭前血糖	120mg/dl 以下
饭后血糖	140mg/dl 以下
糖化血红蛋白（HbA1C）	7% 以下
血压（收缩压／舒张压）	130/80mmHg 以下
总胆固醇	200mg/dl 以下
甘油三酯	150mg/dl 以下
低密度脂蛋白胆固醇	100mg/dl 以下
高密度脂蛋白胆固醇	男性 40mg/dl 以上，女性 50mg/dl 以上
尿微量白蛋白	20mg/L 以下
肌酸酐	2.0mg/dl 以下

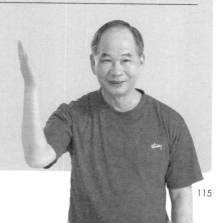

28

口臭·肝炎·脂肪肝

症状 呼气有异味、易累、压力大
脂肪肝为 5% 以上、肝脏肿大

　　口腔和牙齿卫生、内脏问题、劳心压力都会造成口臭，即**"怒则伤肝"**；熬夜者尤其口臭严重又伤肝。此外，肥胖、酗酒、营养过剩、不当服药、肝炎、高血压、糖尿病、高脂血者，是"脂肪肝"的高危人群（肝脂肪 5% 以上）；初期没有明显症状，**超声波检查**就会看见肝脏肿大。

改善要领 为降火气、活化肝脏，"鼻吸、嘴呼、动肋骨"做肋骨缩放帮肝脏按摩；"单孔呼吸"把氧气直送到肝脏和肺部。肝有问题血就有问题，做"推手造血"疏通肝脏，改善肝病。

鼻吸、嘴呼、动肋骨

按摩肝脏，降火气

先以鼻子吸一口气，吸气时肋骨用力扩张。吸气到肋骨即由嘴呼出，呼气时肋骨用力收缩，借由肋骨用力扩张与收缩来按摩肝脏。帮助肺脏、肝胆按摩，有助改善肝病、气喘。

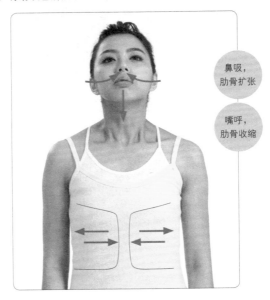

鼻吸，
肋骨扩张

嘴呼，
肋骨收缩

推手造血

肝的问题，造血解决

双手手掌平放在腹部前方，掌心相贴，手腕平直勿弯曲。仅用掌心之力左右相轻推，手掌心很快会觉得温热。促进造血、改善贫血；同时加速血液循环，有助排除血中废物，还可改善高脂血症、平衡白细胞与红细胞。

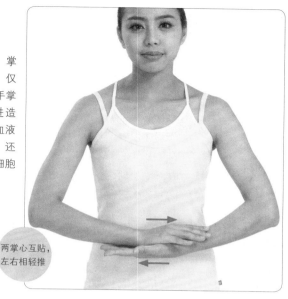

两掌心互贴，左右相轻推

缩小腹

改善肝病之腹水

反复收缩肚脐周围的腹肌，拉动下腹部与丹田，与后腰中心"命门穴"产生共振。可改善气血不足或血液滞留；促进下身内分泌，强化肠胃、子宫与膀胱。★注意饭后90分钟内勿做。

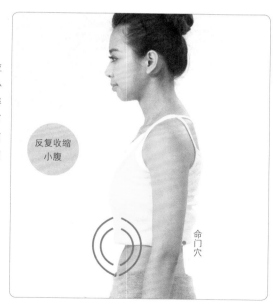

反复收缩
小腹

命门穴

29

痛风

症状 关节红肿、发热、疼痛
常在夜间发作

痛风以前叫作"帝王病"，是因体内对嘌呤这种物质代谢障碍，其最终产物**尿酸积在关节而引起**，又称"代谢性关节炎"。发作时脚趾、脚背、脚踝、脚跟、膝盖、手指、手腕、手肘可能一个或数个关节发热肿痛，常在夜间发作。患者多为男性，女性多是停经后才发生，因为雌激素对尿酸的形成有抑制作用。

改善要领 以"改善郁积"为重点，除了要**"造血"和"提高免疫力"**，从颈肩、腰部到下肢末梢神经，都要设法运动到，让气血顺畅。

手贴耳、腰上下拉

肾脏运动，排除尿酸
双手贴耳，同时做"腰上下拉"，缩腰时身体尽量放低，做完后身体会发热并出汗。可运动到肾脏，改善肾脏功能退化（用于复杂的肾脏疾病）及痛风（高尿酸）。

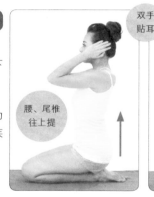
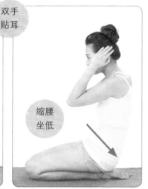

双手贴耳

腰、尾椎往上提

缩腰坐低

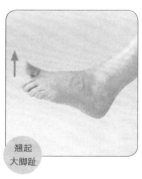
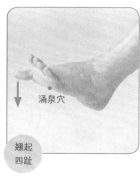

翘起大脚趾

涌泉穴

翘起四趾

脚趾比一四

刺激末梢神经，促进血液循环
坐在椅子上，双脚离地，同"手指比一四"，将双脚大脚趾与四趾交互抬落，以拉动脚趾，刺激末梢神经和血液循环，还可改善脚冰冷、怀孕害喜。

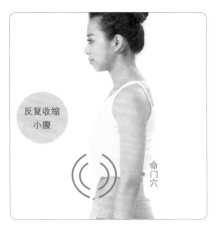

反复收缩
小腹

命门穴

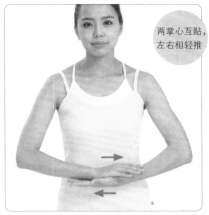

两掌心互贴，
左右相轻推

缩小腹

促进排尿

反复收缩肚脐周围的腹肌，拉动下腹部与
丹田，与后腰中心"命门穴"产生共振。
可改善气血不足或血液滞留；促进下身内
分泌，强化肠胃、子宫与膀胱。★注意饭
后90分钟内勿做。

推手造血

改善血液循环

掌心相贴，手腕平直勿弯曲。仅用掌心之
力左右相轻推，手掌心很快会觉得温热。
促进造血、改善贫血；同时加速血液循环，
有助排除血中废物，还可改善高脂血症、
平衡白细胞与红细胞。

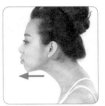

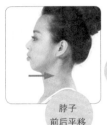

脖子
前后平移

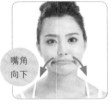

嘴角
向下

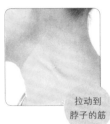

拉动到
脖子的筋

新疆舞

刺激内分泌

肩膀不动，脖子前后平移，拉动后颈和肩
膀，能改善肩颈酸痛；刺激头颈间脊椎部
分、后半身的内分泌，与中枢神经系统，
也可有效预防感冒、高血压、鼻子过敏、
气喘。

拉下巴

改善上半身内分泌

嘴角向下用力，似龇牙咧嘴状，可拉动颈
部、前胸及腺体，刺激甲状腺、乳腺、淋
巴腺，改善上半身内分泌和提升免疫力。

30

心悸·心律不齐·胸闷·易喘

症状 心跳忽快忽慢、呼吸不顺
心悸胸痛明显，慎防心脏肥大

　　心脏病、内分泌失调、失温、药物或毒物都易引发心悸、心律不齐，心脏像快跳出胸口、忽觉漏跳一拍，严重时有猝死风险。心脏肥大也会引起心悸、胸痛，或头晕、呼吸困难、爬楼梯会喘、**无法跑步；一开始症状不明显，出现不适时已属严重。心肌肥厚**多因高血压使心脏负荷重而心室变厚；**心室扩大**则多因瓣膜问题，恐致心脏衰竭。

改善要领 促进血流、造血功能和细胞带氧量，并减少血滞。例如"双呼吸"运动心脏，改善心律不齐和其引起的头部不适。

推手造血

促血流，防心脏病

双手手掌平放在腹部前方，掌心相贴，手腕平直勿弯曲。仅用掌心之力左右相轻推，手掌心很快会觉得温热。促进造血、改善贫血；同时加速血液循环，有助排除血中废物，还可改善高脂血症、平衡白细胞与红细胞。

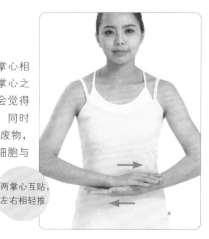

两掌心互贴，
左右相轻推

双呼吸

心脏运动，改善心脏肥大

鼻子连续吸气 2 次，嘴巴再连续哈气"哈哈"2 次，有助于加速心脏血液循环，帮助心脏运动；可改善心脏肥大及其造成的头晕、头痛、心悸。

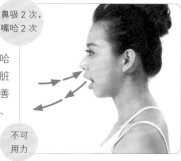

鼻吸 2 次，
嘴哈 2 次

不可
用力

缩小腹

促进血液循环

反复收缩肚脐周围的腹肌，拉动下腹部与丹田，与后腰中心"命门穴"产生共振。可改善气血不足或血液滞留；促进下身内分泌，强化肠胃、子宫与膀胱。★注意饭后90分钟内勿做。

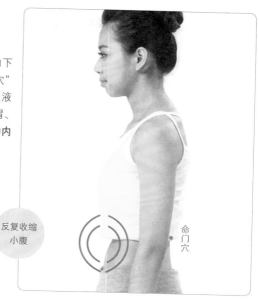

反复收缩
小腹

命门穴

鼻吸少、嘴呼多

舒缓心悸不适

力量放在胸部中央（膻中穴），鼻吸气少、嘴呼气多。通过废气排出、交换氧气的动作，促使细胞有氧化。可降火气、改善忧郁恐惧症、减轻压力、解毒、改善运动过程中产生的不适反应。

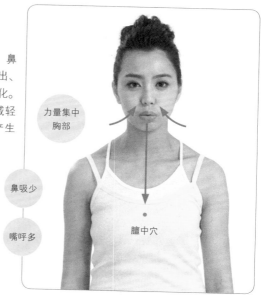

力量集中
胸部

鼻吸少

嘴呼多

膻中穴

心脏无力·瓣膜有问题

症状 胸紧胸痛，呼吸急促
连带下巴、胃部、左肩臂痛

　　高风险心脏病还有**冠状动脉狭窄**，使供应心脏氧气不足，发病时胸口疼痛、有紧迫感，或胃部、下巴、左臂内侧、左肩也会痛。而心脏瓣膜的开合随心跳一天约8万下，**就怕松脱、闭合不全而血液反流**，或**钙化狭窄而妨碍血流**，都容易使心肌不正常用力，而产生心脏肥大，恐致心肺衰竭，即使靠手术修补，但余命大减。

改善要领 通过"呼吸法"直接帮心脏按摩；"推手造血""缩小腹"提振气血循环；同时做"新疆舞"改善血压。

推手造血

改善心悸、心脏肥大

掌心相贴，手腕平直勿弯曲。仅用掌心之力左右相轻推，手掌心很快会觉得温热。促进造血、改善贫血；同时加速血液循环，有助排除血中废物，还可改善高脂血症、平衡白细胞与红细胞。

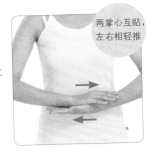

两掌心互贴，
左右相轻推

双呼吸

强化心肌，改善心律不齐

鼻子连续吸气2次，嘴巴再连续哈气"哈哈"2次，有助于加速心脏血液循环，帮助心脏运动；可改善心脏肥大及其造成的头晕、头痛、心悸。

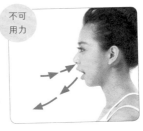

鼻吸2次，
嘴哈2次

不可
用力

缩小腹

促进血流回心脏

反复收缩肚脐周围的腹肌，拉动下腹部与丹田，与后腰中心"命门穴"产生共振。可改善气血不足或血液滞留；促进下身内分泌，强化肠胃、子宫与膀胱。★注意饭后90分钟内勿做。

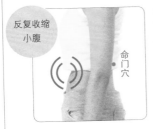

反复收缩
小腹

命门
穴

症状 不热，但手掌、腋下、脚底冒汗
紧张时出汗更严重

　　手汗症不算病，却对生活造成很大的困扰。手掌多汗不是因为热，而是**肾气不足，或者交感神经太敏感，当情绪紧张时，冒汗会更严重**；除了手掌，还可能在脚底、腋下、前额出汗，即使开刀仍可能出现代偿性流汗。

改善要领 做"握手"让手指反复触压掌心"劳宫穴"，缓解神经紧张，达到安神、减少手汗情形。通常**手汗是因为肾功能不好，做"提肛"有助肾脏运动，调节汗腺问题**。因紧张而影响工作、睡眠时，即使没有多汗症状，也能多做上述运动纾缓压力。

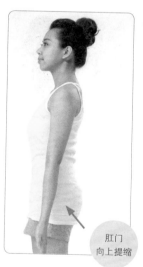

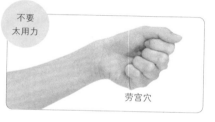

不要
太用力

劳宫穴

握手

缓解手汗和紧张

手指作握拳状，反复向掌心"劳宫穴"按压，能改善手汗和紧张问题。不必太用力，会使手汗流出。

肛门
向上提缩

缩小腹

腹部运动，增补肾气

反复收缩肚脐周围的腹肌，拉动下腹部与丹田，与后腰中心"命门穴"产生共振。可改善气血不足或血液滞留；促进下身内分泌，强化肠胃、子宫与膀胱。

★**注意饭后90分钟内勿做。**

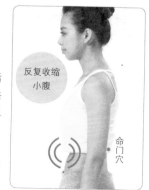

反复收缩
小腹

命门
穴

提肛

肾脏运动，增补肾气

肛门向上提缩，似憋大便状，可拉动括约肌及腹肌，运动肾脏和阴道，有助改善肾结石、单纯性肾脏病、高尿酸。

33

低血压·头晕·手脚冰冷·水肿

症状 头晕、想吐、手脚冰冷
血压低于 90mmHg 和 60mmHg

　　一般人多注意高血压的问题，常忽略甲状腺功能低下、心脏病、遗传、失血等原因会造成低血压，出现耳鸣、晕眩、恶心、手脚冰冷、肩酸、胀气、便秘等症状。健康血压约是收缩压 90～130 mmHg、舒张压 60～80 mmHg，**血压太低或太高都会损坏心血系统的功能。**

改善要领 "双呼吸"可促进心脏跳动，同时做"推手造血"来增加血量、加速血液循环。血压太低、血管扩张不佳、循环差，自然手脚冰冷或水肿，做"手指、脚趾比一四"，可活络末梢血流。

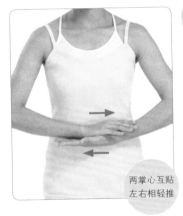

两掌心互贴
左右相轻推

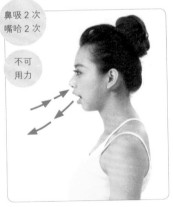

鼻吸2次
嘴哈2次

不可
用力

推手造血

改善贫血

双手手掌平放在腹部前方，掌心相贴，手腕平直勿弯曲。仅用掌心之力左右相轻推，手掌心很快会觉得温热。促进造血、改善贫血；同时加速血液循环，有助排除血中废物，还可改善高脂血症、平衡白细胞与红细胞。

双呼吸

心脏运动

鼻子连续吸气2次，再嘴巴连续哈气"哈哈"2次，有助于加速心脏血液循环，帮助心脏运动；可改善心脏肥大及其造成的头晕、头痛、心悸。

脚掌上下

改善气血循环

脚掌反复由上向下压，使脚尖朝下，拉动到脚踝关节，刺激足三里穴、失眠穴、涌泉穴，有助好眠和胃部运动，还可改善低血压、脚抽筋、怀孕害喜。

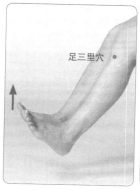
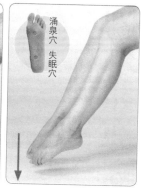

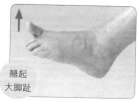
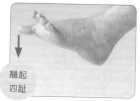
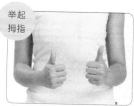
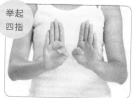
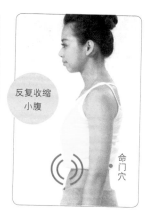

脚趾比一四

促进下肢血液循环，暖脚消肿

坐在椅子上，双脚离地，同"手指比一四"，将双脚大脚趾与四趾交互抬落，以拉动脚趾，刺激末梢神经和血液循环，可改善脚冰冷、怀孕害喜。

手指比一四

促进手部血液循环，暖手消肿

双手"举起大拇指"，换四指比"四"，再轮流变换，以伸展拉动指节，可运动末梢神经、促进循环、防感冒、改善手冰冷。末梢神经也与孕妇和胎儿脐带相连。

缩小腹

改善气血不足

反复收缩肚脐周围的腹肌，拉动下腹部与丹田，与后腰中心"命门穴"产生共振。可改善气血不足或血液滞留；促进下身内分泌，强化肠胃、子宫与膀胱。

★注意饭后90分钟内勿做。

阿尔兹海默症·脑卒中·突然眼花手麻

34

症状 脑卒中：频打哈欠、手麻脸斜话不清
阿尔兹海默症：记忆、认知、个性衰变

　　脑卒中是最危险的脑血管病，分为出血型、梗死型，有致死危险，救活后常有难弥补的后遗症。其前兆有：连续哈欠、视力模糊、手麻无力、脸肌肉不协调、口齿不清。要留心记忆、工作、语言、时空感、判断等能力和脾气个性的衰变前兆。

改善要领 "绕舌头"运动中枢神经，疏通脊椎和脑部气血。"手指、脚趾比一四"一起活化末梢神经。

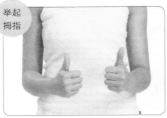

举起拇指

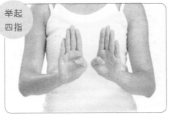

举起四指

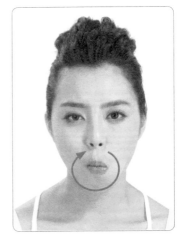

手指比一四

刺激末梢神经

双手"举起大拇指"，换四指比"四"，再轮流变换，以伸展拉动指节，可运动末梢神经、促进循环、预防感冒、改善手冰冷。末梢神经也与孕妇和胎儿脐带相连，可帮胎儿做运动。

绕舌头

运动中枢神经

舌尖沿着上下排牙齿的外侧绕圈，可运动中枢神经，改善脊椎疼痛和神经麻痹，也是口吃、帕金森综合征、脑卒中后的复健运动。

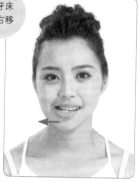

下巴左右移

三叉神经运动

嘴巴张开，下牙床往左右移动，以拉动颜面神经和耳膜，改善耳疾。

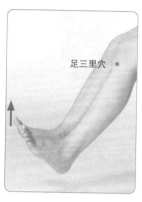
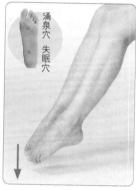

足三里穴

涌泉穴
失眠穴

脚掌上下

促进气血循环，
预防阿尔兹海默症

脚掌反复由上向下压，使脚尖朝下，拉动到脚踝关节，刺激足三里穴、失眠穴、涌泉穴，有助好眠和胃部运动，还可改善低血压、脚抽筋、怀孕害喜。

脚趾比一四

刺激末梢神经

双脚大脚趾与四趾交互抬落，以拉动脚趾，刺激末梢神经和血液循环，可改善脚冰冷、怀孕害喜。

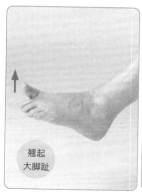
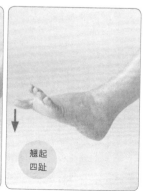

翘起
大脚趾

翘起
四趾

高脂血症·高胆固醇

血清、血脂高于 200 mg/dl
不胖也要定期抽血检查

高脂血症、高胆固醇是严重的健康问题，但通常抽血才会发现，**即使体重标准或瘦子也可能得**。高脂血症俗称"血浊"，"痰浊血瘀"和脏腑虚损互为因果。正常血脂是：血清总胆固醇 200mg/dl（低密度脂蛋白胆固醇 130mg/dl 以下、高密度脂蛋白胆固醇 40mg/dl 以上）、甘油三酯 200mg/dl，若血清浓度过高会卡在血管壁，造成动脉硬化、血栓、心肌梗死、动脉瘤等。

改善要领 血浊和肝、脾、肾有关，做"缩小腹"按摩腹腔脏器，"推手造血"促进血流排脂。

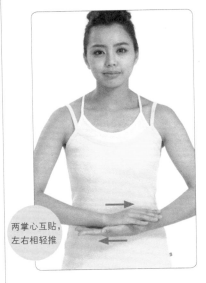

两掌心互贴，
左右相轻推

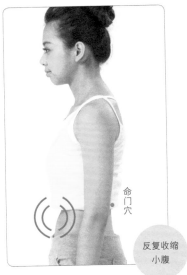

命门穴

反复收缩
小腹

推手造血

促进循环、排废物

掌心相贴，仅用掌心之力左右相轻推。促进造血、改善贫血；同时加速血液循环，有助排除血中废物，还可改善高脂血症、平衡白细胞与红细胞。

缩小腹

改善血液滞留

反复收缩肚脐周围的腹肌，拉动下腹部与丹田，与后腰中心"命门穴"产生共振。可改善气血不足或血液滞留；促进下身内分泌，强化肠胃、子宫与膀胱。★**注意饭后90 分钟内勿做。**

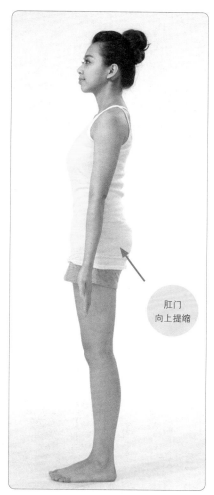

肛门
向上提缩

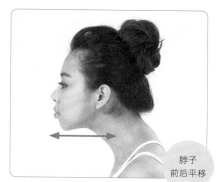

脖子
前后平移

新疆舞

改善内分泌和胆固醇

肩膀不动，脖子前后平移，拉动后颈和肩膀，能改善肩颈酸痛；刺激头颈间脊椎部分、后半身的内分泌，与中枢神经系统，也可有效预防感冒、高血压、鼻子过敏、气喘。

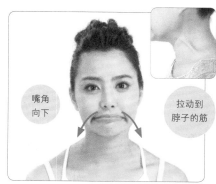

嘴角
向下

拉动到
脖子的筋

提肛

肾脏运动，排体内废物

肛门向上提缩，可拉动括约肌及腹肌，运动肾脏和阴道，有助改善肾结石、单纯性肾脏病、高尿酸。

拉下巴

改善内分泌和胆固醇

嘴角向下用力，可拉动颈部、前胸及腺体，刺激甲状腺、乳腺、淋巴腺，改善上半身内分泌和提升免疫力。

尿道发炎·尿浊

症状 频尿、夜频、尿色混浊
排尿有灼热感，或膀胱痛

细菌从体外侵入尿道，引起**发炎**现象，症状包括：排尿有灼热感、膀胱或下背部疼痛、频尿、夜尿、尿液混浊、尿液恶臭，若不治疗，**细菌可能跑到膀胱或肾脏**，后患无穷；女生的尿道短，发炎概率更高于男性。**尿浊**则是小便混浊、白如泔浆，但排尿时无疼痛，**通常是肾、脾和膀胱虚弱问题。**

改善要领 设法增加抵抗力，做"拉下巴"提升上半身内分泌和免疫系统；做"缩小腹"强化膀胱，促进血液循环、排除废物；"鼻吸少、嘴呼多"能降火气。

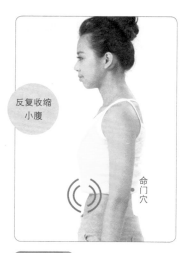

反复收缩小腹

命门穴

缩小腹

强化气血和膀胱

反复收缩肚脐周围的腹肌，拉动下腹部与丹田，与后腰中心"命门穴"产生共振。可改善气血不足或血液滞留；促进下身内分泌，强化肠胃、子宫与膀胱。★**注意饭后90分钟内勿做。**

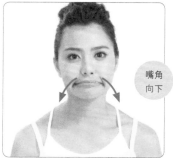

嘴角向下

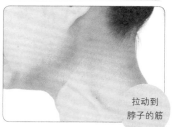

拉动到脖子的筋

拉下巴

增强免疫力

嘴角向下用力，似龇牙咧嘴状，可拉动颈部、前胸及腺体，刺激甲状腺、乳腺、淋巴腺，改善上半身内分泌和提升免疫力。

鼻吸少、嘴呼多

把火气吐掉

将力量放在胸部中央（膻中穴），先由鼻子吸气，再缓缓从嘴呼出又细又长的气，鼻吸气少、嘴呼气多。通过废气排出、交换氧气的动作，促使细胞有氧化。可降火气、改善忧郁恐惧症、减轻压力、解毒、改善运动过程中产生的不适反应。

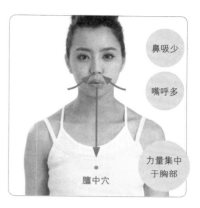

鼻吸少

嘴呼多

力量集中于胸部

膻中穴

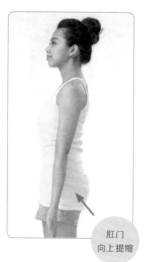

肛门向上提缩

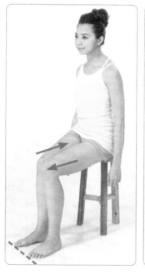

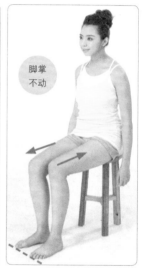

脚掌不动

提肛

强化尿道和肾脏，改善发炎

肛门向上提缩，似憋大便状，可拉动括约肌及腹肌，运动肾脏和阴道，有助改善肾结石、单纯性肾脏病、高尿酸。

大腿前后移

运动胯部神经、纾缓发炎不适

端坐在椅子的 1/3 处，双腿膝盖前后轻移（左进右退、左退右进，脚掌不动），以拉动大腿、臀部、尾椎等穴位。帮助尾椎、胯部运动，刺激坐骨神经，改善背痛、便秘、膝盖无力。

37

气管不好·有痰·干咳·喉炎

症状 吹风吃冰咳不停、早晚特别会咳
湿咳有痰声，干咳气管无力

气管不好大多和**过敏体质有关**，虽不至于气喘，但呼吸道很敏感，吹到风或吃冰冷物就咳不停；早晚咳嗽特别严重，湿咳有痰声。一般当呼吸道有痰自然想咳嗽，会靠支气管纤毛运动和收缩，把痰或鼻涕咳出；但**若呼吸道肌肉无力，只能干咳几声，痰物仍滞留则容易发炎。**

改善要领 因为气管弱，所以**运动重点在锻炼呼吸道**。做"吞舌根"会鼓动淋巴，强化气管和肺部，能减少分泌物阻塞，改善咽喉发炎；"拉下巴"拉动颈部的筋和前胸，会让免疫系统变好。

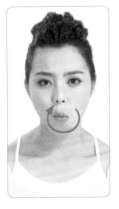

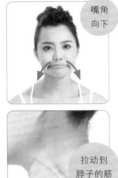

嘴角向下

拉动到脖子的筋

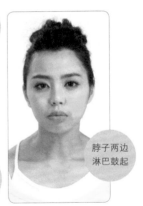

脖子两边淋巴鼓起

绕舌头

中枢神经运动

舌尖沿着上下排牙齿的外侧绕圈，可运动中枢神经，改善脊椎疼痛和神经麻痹，也是口吃、帕金森综合征、脑卒中后的复健运动。

拉下巴

免疫系统运动

嘴角向下用力，似龇牙咧嘴状，可拉动颈部、前胸及腺体，刺激甲状腺、乳腺、淋巴腺，改善上半身内分泌和提升免疫力，每天一定要做。

吞舌根

肺部、气管运动

嘴巴闭着，将舌头在口内平行往前后伸展，致舌根往后挤，且脖子两边淋巴腺鼓起。连续动作，有助强化气管与肺部，防治肺疾、咽喉发炎、甲状腺、扁桃腺问题。

气喘・运动后胸闷

症状 呼吸喘鸣、咳嗽、胸闷
呼吸太快、有杂音，发作需急救

气喘的人当接触到过敏源、情绪激动、激烈运动、呼吸道感染时，会出现喘鸣、咳嗽、呼吸困难、胸闷等症状，严重时会呼吸急促，并伴随杂音，可能有性命危险；万一半夜气喘突然发作，还得跑急诊室急救。

改善要领 "吞舌根"运动强化气管和肺部；并做"鼻吸少、嘴呼多"，让细胞含氧充足，减少气喘发作概率，也能改善好转过渡期的不适。一般运动后，如出现呼吸过快、胸闷、头晕的不适感，做呼吸运动也可以避免缺氧、昏倒这类意外。

新疆舞

刺激颈部和鼻穴位

肩膀不动，脖子前后平移，拉动后颈和肩膀，能改善肩颈酸痛、脖子僵硬；刺激头颈间脊椎部分、后半身的内分泌，与中枢神经系统，也可预防感冒、高血压、鼻子过敏、气喘。

吞舌根

肺部、气管运动

嘴巴闭着，将舌头在口内平行往前后伸展，致舌根往后挤，且脖子两边淋巴腺鼓起。有助强化气管与肺部、防治肺疾、咽喉发炎、甲状腺、扁桃腺等问题。

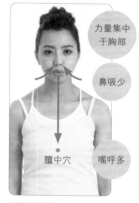
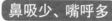

力量集中于胸部

鼻吸少

膻中穴

嘴呼多

鼻吸少、嘴呼多

改善呼吸道问题

力量放在胸部中央（膻中穴），鼻吸气少、嘴呼气多。通过废气排出、交换氧气的动作，促使细胞有氧化。可降火气、改善忧郁恐惧症、减轻压力、解毒、改善运动过程中产生的不适反应。

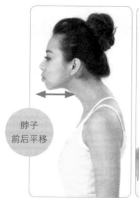

脖子前后平移

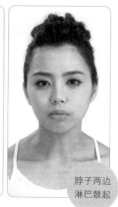

脖子两边淋巴鼓起

鼻子过敏·皮肤过敏

症状 过敏体质指标：皮肤、鼻子
频抓痒、打哈欠，严重时会健忘

　　过敏体质的人碰到过敏源，会在身体不同的部位出现不同的过敏反应，最常见就是皮肤过敏、鼻子过敏。**鼻子过敏**会连续打喷嚏、鼻塞、鼻子痒、流鼻水、鼻黏膜肿胀，甚至造成注意力涣散、健忘等情况；**皮肤过敏**则会瘙痒、干燥、脱皮、起疹、刺痛，像是荨麻疹、异位性皮肤炎、足癣等都不易根治，困扰很多人，**其实是血液和免疫系统出了问题。**

改善要领 过敏是免疫系统的责任，通过"拉下巴"来激发免疫力，并做"推手造血"来净化血液。

推手造血
加速血液循环
双手手掌平放在腹部前方，掌心相贴，手腕平直勿弯曲。仅用掌心之力左右相轻推，手掌心很快会觉得温热。促进造血、改善贫血；同时加速血液循环，有助排除血中废物，还可改善高脂血症、平衡白细胞与红细胞。

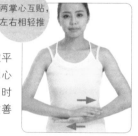
两掌心互贴，左右相轻推

新疆舞
按摩后颈椎鼻穴
肩膀不动，脖子前后平移，拉动后颈和肩膀，能改善肩颈酸痛、脖子僵硬；刺激头颈间脊椎部分、后半身的内分泌，与中枢神经系统，也可有效预防感冒、高血压、鼻子过敏、气喘。

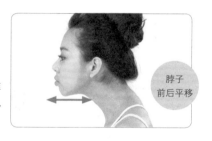
脖子前后平移

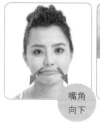
嘴角向下

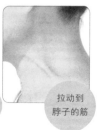
拉动到脖子的筋

拉下巴
运动免疫系统
嘴角向下用力，似龇牙咧嘴状，可拉动颈部、前胸及腺体，刺激甲状腺、乳腺、淋巴腺，改善上半身内分泌和提升免疫力。

白癣·吸入性皮肤过敏

症状 有过敏体质
吸入过敏源引发皮肤白癣

"白癣"不是正式的病名，是皮肤局部变一块块白白的、脱屑的现象；它的病因如：白钓（白色皮糠疹）、汗斑（变色皮糠疹）、白斑（白蚀症），**要经医生判断才能好好治疗**；也考虑是否为过敏体质，避免经接触、吸入、食入环境中的过敏源。

改善要领 针对吸入空气中的霉菌孢子或代谢物，引发哮喘、白癣、皮肤炎、结膜炎、肠胃炎等过敏症，这属于呼吸道问题，多做"鼻吸少、嘴呼多"，增加血液含氧量，以及降火气，并将力道集中胸前，**把病气从中丹田排出。**

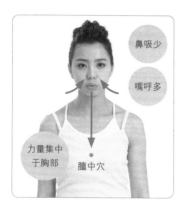

鼻吸少

嘴呼多

力量集中于胸部　膻中穴

鼻吸少、嘴呼多

改善呼吸道病变

将力量放在胸部中央（膻中穴），先由鼻子吸气，再缓缓从嘴呼出又细又长的气，鼻吸气少、嘴呼气多。通过废气排出、交换氧气的动作，促使细胞有氧化。可降火气、改善忧郁恐惧症、减轻压力、解毒、改善运动过程中产生的不适反应。

注意

这些原因会让皮肤出现一块块的白

要去看医生，不要自己买药乱擦！

白钓＝白色皮糠疹：好发于孩童和青少年，会渐渐恢复正常肤色；可能与紫外线、冷风、过敏体质有关，有季节性，干燥的冬天较常见，要常保持皮肤湿润。

汗斑＝变色皮糠疹：是皮屑牙苞菌在皮肤上滋生所造成，闷热的夏天较常见，要常保持皮肤清洁干爽。

白斑＝白蚀症＝白癜风：为后天性表皮细胞失去形成黑色素的能力，与身心压力、免疫系统、内分泌病变、药物影响都有关系。

41

内分泌失调·晕眩心悸·更年期综合征

症状 头晕、心悸、手脚无力
更年期者不舒服症状更明显

体质、压力、睡眠不足、疾病是内分泌失调的主因，男女都会出现：心悸、晕眩、手脚无力等症状，或者痘痘烂疮、肥胖、乱经、情绪问题。更年期综合征则有：**经期变长、热潮红、心悸、情绪不稳、失眠、阴道干燥、骨质流失、漏尿等**，造成身心多重压力。

改善要领 解决气血瘀滞，让全身气血平衡、循环顺畅，如做"推手造血""手指、脚趾比一四"，同时带动调节内分泌，针对促进上半身、下半身、后半身内分泌做运动，自然能改善不适。

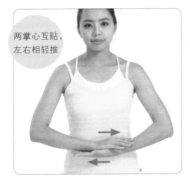

两掌心互贴，左右相轻推

推手造血

使全身血流顺畅

双手手掌平放在腹部前方，掌心相贴，手腕平直勿弯曲。仅用掌心之力左右相轻推，手掌心很快会觉得温热。促进造血、改善贫血；同时加速血液循环，有助排除血中废物，还可改善高脂血症、平衡白细胞与红细胞。

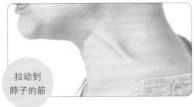

拉动到脖子的筋

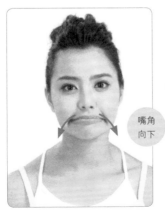

嘴角向下

拉下巴

改善上半身内分泌

嘴角向下用力，似龇牙咧嘴状，可拉动颈部、前胸及腺体，刺激甲状腺、乳腺、淋巴腺，改善上半身内分泌和提升免疫力。

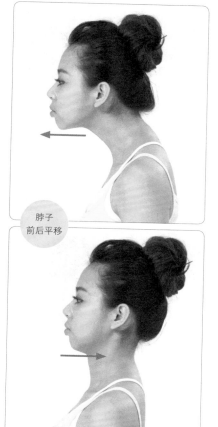

脖子
前后平移

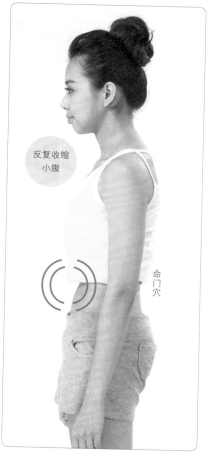

反复收缩
小腹

命门穴

新疆舞

刺激后半身内分泌

肩膀不动，脖子前后平移，拉动后颈和肩膀，能改善肩颈酸痛、脖子僵硬；刺激头颈间脊椎部分、后半身的内分泌，与中枢神经系统，也可有效预防感冒、高血压、鼻子过敏、气喘。

缩小腹

改善下半身内分泌

反复收缩肚脐周围的腹肌，拉动下腹部与丹田，与后腰中心"命门穴"产生共振。可改善气血不足或血液滞留；促进下身内分泌，强化肠胃、子宫与膀胱。★ **注意饭后 90 分钟内勿做。**

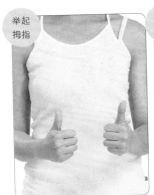

举起
拇指

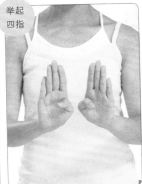

举起
四指

手指比一四

刺激末梢神经

双手"举起大拇指",换四指比"四",再轮流变换,以伸展拉动指节,可运动末梢神经、促进循环、预防感冒、改善手冰冷。末梢神经也是孕妇和胎儿脐带相连处,可帮胎儿做运动。

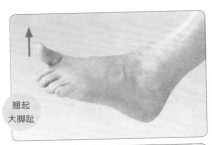

翘起
大脚趾

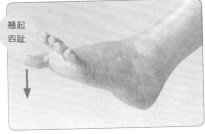

翘起
四趾

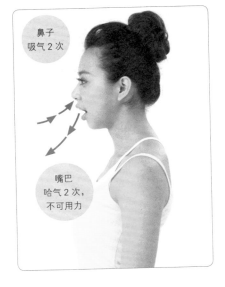

鼻子
吸气2次

嘴巴
哈气2次,
不可用力

脚趾比一四

刺激末梢神经

坐在椅子上,双脚离地,将双脚大脚趾与四趾交互抬落,以拉动脚趾,刺激末梢神经和血液循环,可改善脚冰冷、怀孕害喜。

双呼吸

改善头晕心悸

鼻子连续吸气2次,再嘴巴连续哈气"哈哈"2次,有助于加速心脏血液循环,帮助心脏直接运动;可改善心脏肥大及其造成的头晕、头痛、心悸。

42

发育不良・促进长高

症状 身高矮小、体重不足
性征、脑力发展比较慢

人的身高发展要看"骨龄"，不是只考虑年龄；有人骨龄发育慢，小时候比别人矮，但成人后却高挑挺拔。**骨龄主要看腿骨和脊椎骨的生长**；而腿骨两端的生长板，**会受到脑下垂体分泌的生长激素所刺激**，青少年只要生长板尚未闭合，生长激素分泌又足够，搭配饮食和运动就有动力再长高，基因遗传不是全部因素。

改善要领 脑下垂体是长高的"开关"，通过"点头"动作可以刺激该处。而做"双手摸地"和"脚掌上下"，等于将全身的筋都伸展开了。

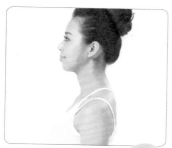

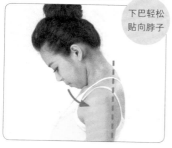

下巴轻松
贴向脖子

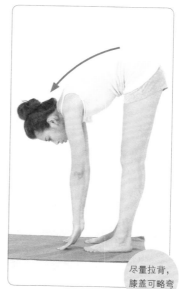

尽量拉背，
膝盖可略弯

点头

刺激脑下垂体

低头将下巴轻松贴向脖子，以拉动后颈部与脑下垂体，促进生长、增强记忆力、预防阿尔兹海默症。

双手摸地

拉动脊椎

双脚站直，弯腰同时双手垂直碰到地面，以拉动后背脊椎，可促进生长、长高。

43 甲状腺亢进·心悸易怒·高血压

症状 凸眼、大脖子、易怒、心悸
严重时会导致高血压、阳痿、过瘦

甲状腺位于脖子上段、气管两旁，因左右两片形状像盾甲而取名；它是人体重要的内分泌腺，**能控制能量的使用速度、制造蛋白质、调节身体对其他腺素的敏感度**。甲状腺功能不平衡、亢进或低下都有害健康，甲状腺功能亢进会出现：易怒、多话、凸眼、大脖子、失眠、掉发、心悸、高血压、易腹泻、体重减轻、性欲降低、阳痿等症状。

改善要领 直接做按摩甲状腺的运动，如"吞舌根"，**帮助调节内分泌，提升免疫力**，促进体内循环顺畅。

吞舌根

运动甲状腺

嘴巴闭着，将舌头在口内平行往前后伸展，致舌根往后挤，且脖子两边淋巴腺鼓起。连续动作，有助强化气管与肺部，防治肺疾、咽喉发炎、甲状腺、扁桃腺等问题。

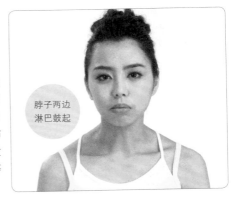

脖子两边
淋巴鼓起

点头

运动后脑

低头将下巴轻松贴向脖子，以拉动后颈部与脑下垂体，促进生长、增强记忆力、预防阿尔兹海默症。

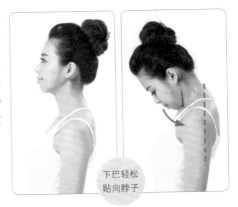

下巴轻松
贴向脖子

拉下巴

改善上半身内分泌

嘴角向下用力，似龇牙咧嘴状，可拉动颈部、前胸及腺体，刺激甲状腺、乳腺、淋巴腺，改善上半身内分泌和提升免疫力。

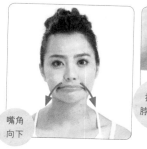

嘴角向下

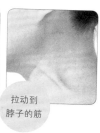

拉动到脖子的筋

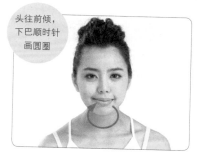

头往前倾，下巴顺时针画圆圈

下颚画圆圈

运动头颈间部分、调节副甲状腺

头往前倾，肩膀保持不动，下巴沿着顺时针方向前后画圆圈，以拉动后脑与颈部间的脊椎与脑下垂体，可促进副甲状腺内分泌。

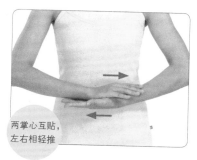

两掌心互贴，左右相轻推

推手造血

促血液、淋巴腺循环

双手手掌平放在腹部前方，掌心相贴，手腕平直勿弯曲。仅用掌心之力左右相轻推，手掌心很快会觉得温热。促进造血、改善贫血；同时加速血液循环，有助排除血中废物，还可改善高脂血症、平衡白细胞与红细胞。

缩小腹

平衡下半身内分泌

反复收缩肚脐周围的腹肌，拉动下腹部与丹田，与后腰中心"命门穴"产生共振。可改善气血不足或血液滞留；促进下身内分泌，强化肠胃、子宫与膀胱。★ **注意饭后90分钟内勿做。**

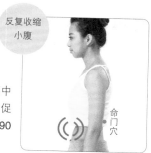

反复收缩小腹

命门穴

44

甲状腺功能低下·变胖掉发·高脂血症

症状 便秘、秃发、僵硬、贫血
严重时会出现高脂血症、阳痿、肿胖

　　甲状腺功能低下、**甲状腺素分泌不足**，则会出现：动作迟缓、肌肉僵直、眼睛浮肿、皮肤干燥、掉头发、指甲变厚、易便秘、易瘀血、贫血、怕冷、心跳慢、呼吸困难、肥胖、高脂血症、高胆固醇、性欲降低、阳痿等症状。

改善要领 激发免疫力，同样可做头颈间、按摩甲状腺的运动，如"吞舌根""拉下巴"，以及刺激脑下垂体、后半身中枢神经和气血循环的运动，如"点头""新疆舞"。**妇女产后如甲状腺功能失调**，也可借此调节。

拉下巴

运动甲状腺

嘴角向下用力，似龇牙咧嘴状，可拉动颈部、前胸及腺体，刺激甲状腺、乳腺、淋巴腺，改善上半身内分泌和提升免疫力。

吞舌根

运动甲状腺

舌头在口内前后伸展，致舌根往后挤，且脖子两边淋巴腺鼓起。有助强化气管与肺部，防治肺疾、咽喉发炎、甲状腺、扁桃腺等问题。

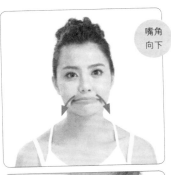

嘴角向下

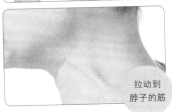

拉动到脖子的筋

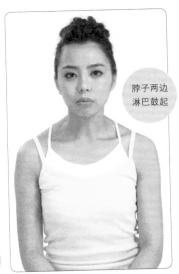

脖子两边淋巴鼓起

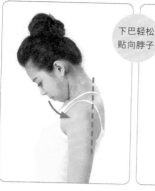

下巴轻松
贴向脖子

点头

拉动脑下垂体

低头将下巴轻松贴向脖子，
以拉动后颈部与脑下垂体，
促进生长，增强记忆力，预
防阿尔兹海默症。

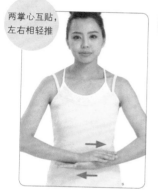

两掌心互贴，
左右相轻推

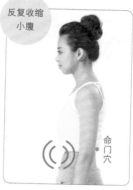

反复收缩
小腹

命门穴

新疆舞

运动颈部后脑

肩膀不动，脖子前后平移，
拉动后颈和肩膀，能改善
肩颈酸痛、脖子僵硬；刺
激头颈间脊椎部分、后半
身的内分泌，与中枢神经
系统，也可有效预防感冒、
高血压、鼻子过敏、气喘。

推手造血

促进血液循环

双手手掌平放在腹部前方，
掌心相贴，手腕平直勿弯
曲。仅用掌心之力左右相
轻推，手掌心很快会觉得
温热。促进造血、改善贫
血；同时加速血液循环，
有助排除血中废物，还可
改善高脂血症、平衡白细
胞与红细胞。

缩小腹

平衡下半身内分泌

反复收缩肚脐周围的腹肌，
拉动下腹部与丹田，与后
腰中心"命门穴"产生共
振。可改善气血不足或血
液滞留；促进下身内分泌，
强化肠胃、子宫与膀胱。
★ 注意饭后 90 分钟内勿
做。

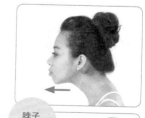

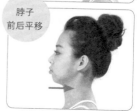

脖子
前后平移

黑斑·皮肤粗糙·湿疹·荨麻疹

45

症状 湿疹有红斑、丘疹、水疱
荨麻疹为一块块凸起红疹

疲劳、睡眠不足、生理期前、怀孕期，**黑斑**会特别明显。**皮肤粗糙**可能因干性肤质、发炎、减肥过度所致。**湿疹**是过敏性发炎，常见于腰、腿等，出现红斑、丘疹、水疱。**荨麻疹**也是过敏反应，一块块凸起的红疹奇痒无比，使脸、唇浮肿，若在呼吸道发作小心休克。

改善要领 做"拉上唇"**改善肝经气滞**，防治黑色素沉淀，且促进脸部气血循环，有助美颜。"拉下巴"可激发免疫力，防过敏发作，以及做"缩小腹""推手造血"促进血液排毒。

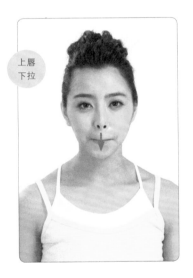

上唇
下拉

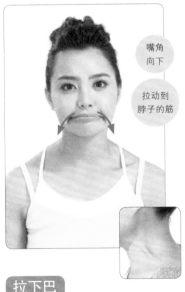

嘴角
向下

拉动到
脖子的筋

拉上唇

美容退斑

将上唇往下拉，可拉动脸部动脉、静脉、人中穴位、鼻子与眉毛，可美容退斑。

拉下巴

提升免疫力

嘴角向下用力，似龇牙咧嘴状，可拉动颈部、前胸及腺体，刺激甲状腺、乳腺、淋巴腺，改善上半身内分泌和提升免疫力。

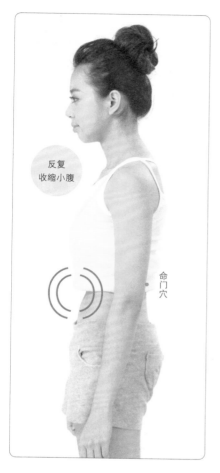

反复
收缩小腹

命门穴

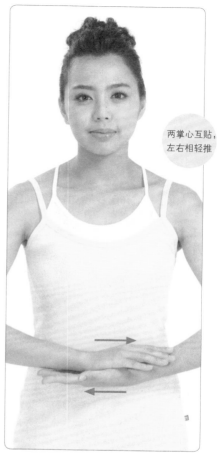

两掌心互贴，
左右相轻推

缩小腹

改善血液滞留

反复收缩肚脐周围的腹肌，拉动下腹部与丹田，与后腰中心"命门穴"产生共振。可改善气血不足或血液滞留；促进下身内分泌，强化肠胃、子宫与膀胱。★ **注意饭后 90 分钟内勿做。**

推手造血

促进血流排毒

双手手掌平放在腹部前方，掌心相贴，手腕平直勿弯曲。仅用掌心之力左右相轻推，手掌心很快会觉得温热。促进造血、改善贫血；同时加速血液循环，有助排除血中废物，还可改善高脂血症、平衡白细胞与红细胞。

46

清肝毒・淋巴排毒・美肤

烂疮痒、肝斑、口臭、便秘
体重、肝指数体检都过高

食物、水、吸入的空气、用品接触等，都是体内"毒素"的来源；而身体本身各种形态的代谢物，例如**自由基、胀气、尿液、粪便**等未尽快排除，更让人多病衰老。定期排除体内毒素，尤其要顾到肝脏排毒、血液净化（消退肝斑、改善肤况）；调节内分泌则是维持年轻的关键。

改善要领 排毒三部曲：养肝、清血、调节内分泌。"单孔呼吸"和"鼻吸、嘴呼、动肋骨"运动，都能帮肝脏按摩、供应血液氧气。肝恢复元气自然能顺利排毒，内分泌也变正常了。

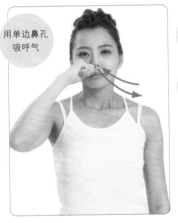

用单边鼻孔吸呼气

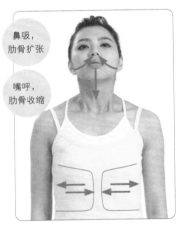

鼻吸，肋骨扩张

嘴呼，肋骨收缩

单孔呼吸

肝脏运动

嘴巴闭着，以食指关节塞住单边鼻孔，只留另一边鼻孔吸气，吸满后再由同一鼻孔呼气，反复做3分钟。换另一边鼻孔吸呼气；借由两边鼻孔轮流做吸呼气，帮助氧气传到肝脏、肺部，协助肝、肺有氧运动，改善肝病。

鼻吸、嘴呼、动肋骨

肝脏运动

先以鼻子吸一口气，吸气时肋骨用力扩张。吸气到肋骨即由嘴呼出，呼气时肋骨用力收缩，借由肋骨用力扩张与收缩来按摩肝脏。帮助肺脏、肝胆按摩，有助改善肝病、气喘。

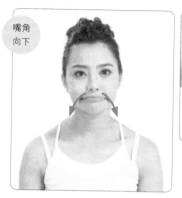

嘴角
向下

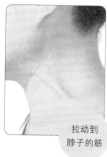

拉动到
脖子的筋

拉下巴

平衡上半身内分泌

嘴角向下用力，似龇牙咧嘴状，可拉动颈部、前胸及腺体，刺激甲状腺、乳腺、淋巴腺，改善上半身内分泌和提升免疫力。

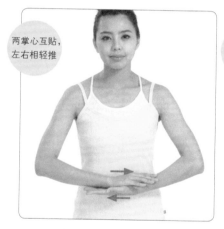

两掌心互贴，
左右相轻推

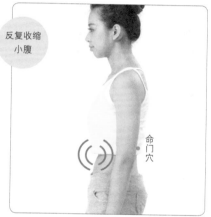

反复收缩
小腹

命门穴

推手造血

净化血液

双手手掌平放在腹部前方，掌心相贴，手腕平直勿弯曲。仅用掌心之力左右相轻推，手掌心很快会觉得温热。促进造血、改善贫血；同时加速血液循环，有助排除血中废物，还可改善高脂血症、平衡白细胞与红细胞。

缩小腹

平衡下半身内分泌

反复收缩肚脐周围的腹肌，拉动下腹部与丹田，与后腰中心"命门穴"产生共振。可改善气血不足或血液滞留；促进下身内分泌，强化肠胃、子宫与膀胱。★ **注意饭后 90 分钟内勿做。**

47

巧克力囊肿·子宫肌瘤·不易怀孕

症状 经痛、行房痛、不孕
子宫肌瘤易频尿、便秘

　　子宫内膜组织长在卵巢内，就是"子宫内膜异位症"，易造成经血堆积成"子宫内膜异位瘤"，因形状又称"巧克力囊肿"。"子宫肌瘤"为长在子宫平滑肌的肉瘤，若压迫膀胱或直肠会频尿或便秘，**有肾排尿异常、头痛、心悸现象**。两者共通有**"三不"：经痛不舒服、不正常出血、不易受孕**，都是现代女性骨盆腔最常见肿瘤。

改善要领 避免肿瘤恶化和为了怀孕，**饮食切勿吃冰**；通过运动改善血瘀气滞、强化子宫，多做"卵巢运动"和拉动腹股沟。

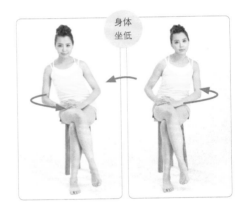

身体坐低

卵巢运动

改善卵巢疾病
坐姿翘脚，同时身体压低。脊椎往上下左右划圈，以拉动卵巢、腹股沟，改善卵巢疾病和不孕。

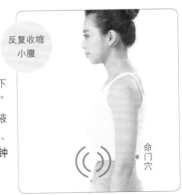

反复收缩小腹

命门穴

缩小腹

子宫运动
反复收缩肚脐周围的腹肌，拉动下腹部与丹田，与后腰中心"命门穴"产生共振。可改善气血不足或血液滞留；促进下身内分泌，强化肠胃、子宫与膀胱。★ **注意饭后 90 分钟内勿做。**

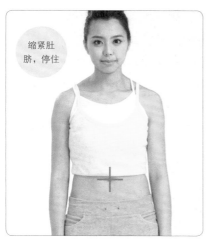

缩紧肚
脐，停住

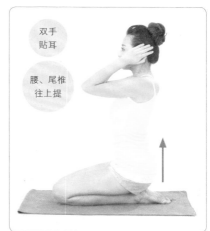

双手
贴耳

腰、尾椎
往上提

定肌法

改善频尿

缩紧肚脐后停住，不需憋气，可拉动下腹部肌肉，改善尿失禁。★ **注意饭后 120 分钟内勿做；术后伤口愈合才能做。**

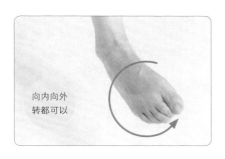

向内向外
转都可以

缩腰
坐低

脚板转圈

促病气下降，改善头痛

脚板持续向内或向外转圈，拉动脚踝关节，促使病气下降至脚，有助改善骨炎背痛引起的头痛胸紧。

手贴耳、腰上下拉

改善肾脏、排尿问题

双手贴耳，同时做"腰上下拉"，缩腰时身体尽量放低，做完后身体会发热并出汗。可运动到肾脏，改善肾脏功能退化（用于复杂的肾脏疾病）及痛风（高尿酸）。

48

容易累·睡不好·易打嗝

症状 头昏脑涨胃胀、无力无趣
很难睡着，睡醒了不想起床

不是只有一直工作身体才会累；只要没有适当的睡眠休息、清除疲劳致老物质，例如乳酸、血氨、自由基、宿便，慢性疲劳就会越来越严重。久坐少动更使身体过劳、脑过劳、眼过劳、胃过劳等致病率大增。老是疲惫、嗜睡却不好睡，这表示**肾和胃太虚弱**；胃常积空气，就得靠打嗝排出；或被误会是"公主病"，**其实也可能是肌肉纤维病痛，中枢神经出问题。**

改善要领 做"缩小腹"和"腰上下拉"，各按摩到胃和肾；"脚掌上下"运动末梢神经，有助安眠。

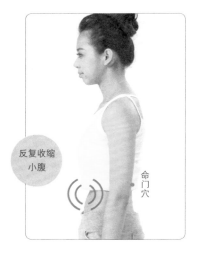

反复收缩小腹

命门穴

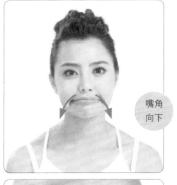

嘴角向下

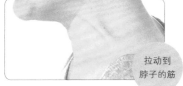

拉动到脖子的筋

缩小腹

促使病气从下半身排除

反复收缩肚脐周围的腹肌，拉动下腹部与丹田，与后腰中心"命门穴"产生共振。可改善气血不足或血液滞留；促进下身内分泌，强化肠胃、子宫与膀胱。★ **注意饭后90分钟内勿做。**

拉下巴

强化上半身免疫系统

嘴角向下用力，似龇牙咧嘴状，可拉动颈部、前胸及腺体，刺激甲状腺、乳腺、淋巴腺，改善上半身内分泌和提升免疫力。

鼻吸少、嘴呼多

减缓压力、不适

将力量放在胸部中央（膻中穴），先由鼻子吸气，再缓缓从嘴呼出又细又长的气，鼻吸气少、嘴呼气多。通过废气排出、交换氧气的动作，促使细胞有氧化。可降火气、改善忧郁恐惧症、减轻压力、解毒、改善运动过程中产生的不适反应。

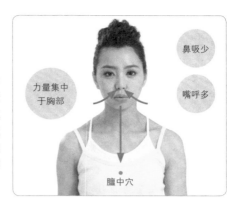

鼻吸少

嘴呼多

力量集中于胸部

膻中穴

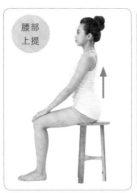

腰部上提

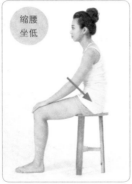

缩腰坐低

腰上下拉

运动脊椎和内脏

将力道集中在腰部肌肉，反复往上下拉动，可运动脊椎，改善腰酸、坐骨神经痛、僵直性脊椎炎、骨刺。★ **腰受伤者慢慢做，找到不痛的角度来做即可。**

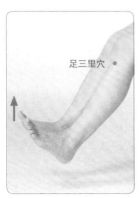

足三里穴

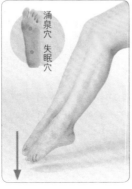

涌泉穴

失眠穴

脚掌上下

改善失眠浅眠

脚掌反复由上向下压，使脚尖朝下，拉动到脚踝关节，刺激足三里穴、失眠穴、涌泉穴，有助好眠和胃部运动，还可改善低血压、脚抽筋、怀孕害喜。

49

容易感冒·流感

感冒、流感严重度差别很大
流感三个警讯：烧、痛、疲倦

　　流感、感冒都有咳嗽、流鼻水、喉咙痛等症状，但别以为流感只是"严重的感冒"，因为流感（包含禽流感）并发症的死亡率高很多（深及下呼吸道、肺部）。医生提醒："**持续发烧 2 天、头痛或肌肉酸痛、感觉疲倦**"，就要警觉是流感、尽快就诊，不要拖到"**呼吸喘、血痰浓痰、高烧 3 日、嗜睡昏迷**"的危急状态，而且易传染给更多人。

改善要领 "鼻吸少、鼻呼多"消除头疼不适；"鼻吸少、嘴呼多"则让免疫系统发挥作用，平日就该多加练习。

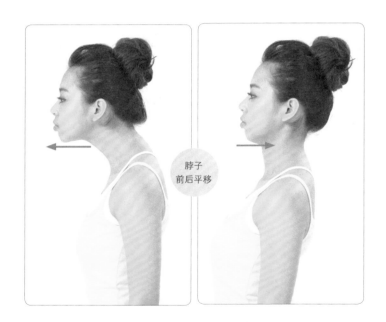

脖子
前后平移

新疆舞　拉动头、颈、鼻子的穴位

肩膀不动，脖子前后平移，拉动后颈和肩膀，能改善肩颈酸痛、脖子僵硬；刺激头颈间脊椎部分、后半身的内分泌，与中枢神经系统，也可有效预防感冒、高血压、鼻子过敏、气喘。

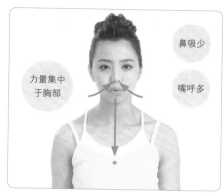

膻中穴

鼻吸少、嘴呼多

降火气

将力量放在胸部中央（膻中穴），先由鼻子吸气，再缓缓从嘴呼出又细又长的气，鼻吸气少、嘴呼气多。通过废气排出、交换氧气的动作，促使细胞有氧化。可降火气、改善忧郁恐惧症、减轻压力、解毒、改善运动过程中产生的不适反应。

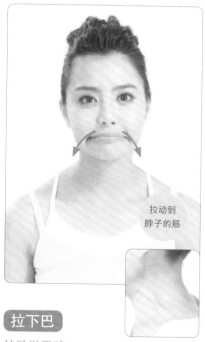

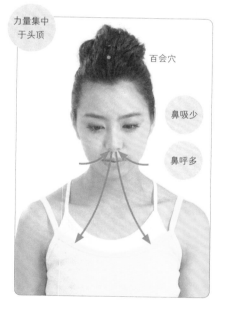

拉下巴

拉动淋巴腺

嘴角向下用力，似龇牙咧嘴状，可拉动颈部、前胸及腺体，刺激甲状腺、乳腺、淋巴腺，改善上半身内分泌和提升免疫力。

鼻吸少、鼻呼多

改善头痛

将力量放在头顶"百会穴"，吸气少、呼气多，让氧气进入脑内再排出。有助减轻脑压、偏头痛、头晕，改善脑压内分泌不平衡。

50 异位性皮肤炎

症状 皮肤痒、红肿、水疱、结痂
伴随气喘、过敏性鼻炎

　　"异位性皮肤炎"是遗传的皮肤过敏症，主要症状是：瘙痒、红肿、起水疱、结痂变厚，常合并有气喘、过敏性鼻炎；可从婴儿期持续到成年，天气干冷、热暑流汗还特别严重。**最怕抓破皮引起细菌感染，以及影响睡眠**。发作时多在脸、颈、手肘、脚踝，瘙痒难耐，非常痛苦。

改善要领 脾虚胃热造成的异位性皮肤炎，建议做"缩小腹"牵引腹肌，按摩胃脾。"拉下巴"以激发免疫力，提升免疫力。**过敏原是通过血液致敏**，做"推手造血"也有助改善过敏现象。

缩小腹

改善下半身内分泌
反复收缩肚脐周围的腹肌，拉动下腹部与丹田，与后腰中心"命门穴"产生共振。可改善气血不足或血液滞留；促进下身内分泌，强化肠胃、子宫与膀胱。★**注意饭后90分钟内勿做。**

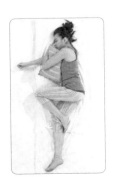

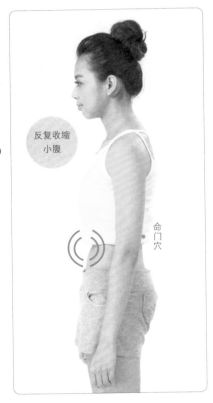

反复收缩
小腹

命门穴

推手造血

肝有问题，血也会有问题

双手手掌平放在腹部前方，掌心相贴，手腕平直勿弯曲。仅用掌心之力左右相轻推，手掌心很快会觉得温热。促进造血、改善贫血；同时加速血液循环，有助排除血中废物，还可改善高脂血症、平衡白细胞与红细胞。

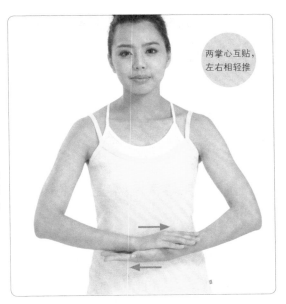

两掌心互贴，左右相轻推

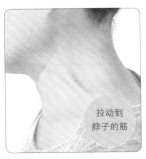

拉动到脖子的筋

拉下巴

改善上半身内分泌

嘴角向下用力，似龇牙咧嘴状，可拉动颈部、前胸及腺体，刺激甲状腺、乳腺、淋巴腺，改善上半身内分泌和提升免疫力。

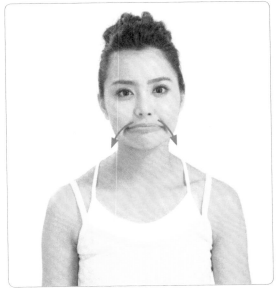

特别叮咛！对于改善重大疾病·癌症也有良好的作用

病名	建议动作		作用	页码
①心脏疾病	鼻吸少嘴呼多		细胞有氧化、减缓不适、调节心律不齐	P17
	双呼吸		心脏运动，改善心脏肥大、瓣膜问题	P18
	推手造血		改善心脏肥大、心悸、瓣膜问题	P23
	缩小腹		促进血液循环、避免滞留、改善心脏肥大	P49
	新疆舞		促进气血循环、刺激中枢神经系统、脑卒中复健	P46
	脚掌上下		促进气血循环，改善瓣膜、低血压问题	P33
②脑血管疾病·脑卒中	绕舌头		中枢神经运动，疏通脊椎和脑气血	P41
	下巴左右移		三叉神经运动，改善脸嘴歪斜	P38
	手指比一四		刺激末梢神经、促进手部血液循环	P23
	脚趾比一四		刺激末梢神经、促进下身气血循环	P32

病名	建议动作		改善作用	页码
③ 忧郁症	鼻吸少嘴呼多		疏解心火和肝气、减缓不适	P17
	拉下巴		促进上身内分泌、提升免疫力	P39
	腰上下拉		改善腰部脊椎、后半身血液循环	P56
	缩小腹		促进气血上流到头部	P49
	脚掌上下		改善气血循环、安眠	P33
④ 肝硬化	单孔呼吸		把氧气直接送到肝脏	P20
	脚趾比一四		刺激末梢神经、促进下身气血循环	P32
	缩小腹		改善血液滞留、促进下身内分泌	P49
	推手造血		净化血液，让血液快速回流到肝脏	P23
⑤ 肾脏病	手贴耳、腰上下拉		肾脏运动，改善肾功能退化、痛风	P58
	提肛		改善肾脏代谢、高尿酸，防肾结石	P53
	缩小腹		改善血液滞留、促进下身内分泌	P49
	推手造血		改善血液循环、促进代谢	P23

病名	建议动作		改善作用	页码
6 肺腺癌	吞舌根		肺部和气管运动，改善肺疾、咳嗽	P40
	拉下巴		促进上身内分泌、提升免疫力	P39
	缩小腹		改善血液滞留、改善下身内分泌	P49
7 甲状腺癌	吞舌根		咽喉运动，改善咽喉炎、甲状腺问题	P40
	拉下巴		刺激甲状腺、提升免疫力	P39
	缩小腹		改善血液滞留、平衡下半身内分泌	P49
	脚掌上下		帮助睡眠	P33
8 子宫颈癌	拉下巴		加强上身免疫系统	P39
	缩小腹		子宫运动，改善血液滞留、改善内分泌	P49
	提肛		运动肾脏、尿道	P53

病名	建议动作		改善作用	页码
	鼻吸少嘴呼多		排出废气、减缓不适	P17
	拉下巴		加强上身免疫系统	P39
	新疆舞		促进后半身气血顺畅	P46
⑨ 乳腺癌	缩小腹		改善下身内分泌与循环	P49
	推手造血		促进血液循环，平衡红细胞、白细胞	P23
	转手		改善乳腺癌开刀后影响淋巴而手臂酸	P29
	张手		从指缝排气，改善手胀、腋下淋巴肿胀	P27
	脚掌上下		改善气血循环、安眠	P33
	卵巢运动		改善卵巢疾病和不孕	P59
⑩ 卵巢癌	缩小腹		运动子宫	P49
	定肌法		消除废物	P49
	鼻吸少嘴呼多		减缓经痛、下腹紧痛等不适	P17

病名	建议动作		改善作用	页码
⑪ 不 孕 症	**女: 卵巢运动**		改善卵巢疾病和不孕	P59
	女: 缩小腹		运动子宫, 使内分泌平衡	P49
	男女: 提肛		运动肾脏、阴道	P53
	男女: 按摩腹股沟		改善前列腺、卵巢疾病	P52
⑫ 前 列 腺 癌	**按摩腹股沟**		提振前列腺能力、 刺激腹股沟淋巴	P52
	抬大腿		提振前列腺能力、 拉动腹股沟淋巴	P31
	缩小腹		强化肾脏与前列腺	P49
	拉下巴		加强上身免疫系统	P39
	推手造血		促进血液循环、 净化血液	P23
⑬ 膀 胱 癌	**大腿前后移**		刺激脊椎尾部 "尾闾穴"	P55
	提肛		运动肾脏, 帮助排泄正常	P53
	腰上下拉		刺激神经、按摩肾脏、 改善肾脾气虚	P56
	缩小腹		改善气血不足, 使尿量增加	P49
	拉下巴		刺激上身内分泌、 提升免疫力	P39
	推手造血		加速血液循环、 改善贫血	P23

★★经就医确诊为重病、癌症者,更建议勤加练习运动法的要领动作,发挥直接和间接的改善作用;同时要继续原有的医疗行为,不可以任意停止。

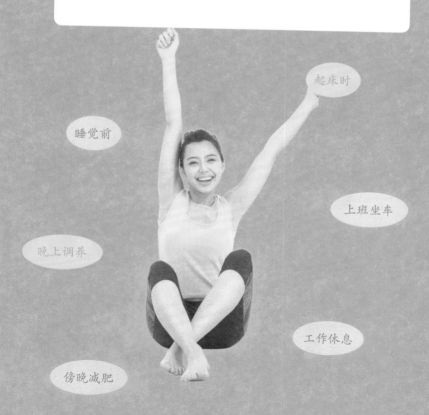

第 **4** 章

超方便！一日生活动作建议

结合早晚作息做运动，
保健效果加倍！

起床时

睡觉前

上班坐车

晚上调养

工作休息

傍晚减肥

结合早晚作息做运动，
保健效果加倍！

超方便！一日生活动作建议

配合一天主要的作息时段，例如起床、工作中休息、傍晚减肥、睡前放松，结合练习运动法的重点动作，保健或调养的成效会更彰显。再次提醒你练习时几个原则，你可以视个人作息、体力、症状来弹性安排：

❶ 一次做 1 个动作，一个动作做 3 分钟，**每天做 5 次**。避免一次就把 5 次做完。

❷ 饭后 120 分钟内勿做腹部运动的"定肌法"，饭后 90 分钟内勿做"缩小腹""减肥运动""胃部运动"。（第 49 ～ 51 页）

❸ 生活忙碌的人，每天至少做这 4 个动作，就能促进气血循环，达到基本的保健功效：（1）拉下巴。（2）缩小腹。（3）推手造血。（4）提肛。

缩小腹 · P49 　　　　　　　 *拉下巴* · P39

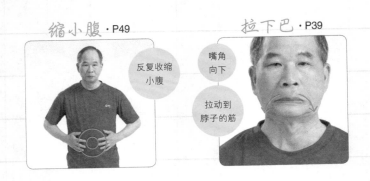

反复收缩小腹　　　嘴角向下　　拉动到脖子的筋

提肛 · P53 　　　　　　 *推手造血* · P23

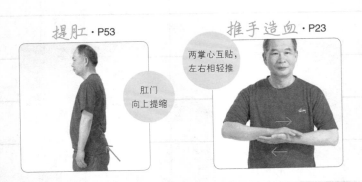

肛门向上提缩　　　两掌心互贴，左右相轻推

起床时 ➡
暖身·呼吸排气

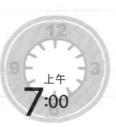

上午 **7**:00

鼻吸、嘴呼，至腹部·P21

活化气血 促进排气

鼻子吸气到胸部，再嘴巴呼气到腹部使鼓起，促进气血循环、四大组织畅通。每早以呼吸、推手造血、活动手脚关节等运动，来唤醒身体功能、排除废气。

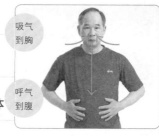

吸气
到胸

呼气
到腹

新疆舞·P46

改善起床时下背痛 胸闷 活络颈关节

脖子前后平移拉动，可改善颈背酸痛、僵直性脊椎炎，以及鼻子过敏、中枢神经失调，预防感冒。

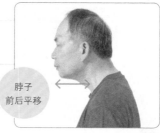

脖子
前后平移

推手造血·P23

促进血液循环 暖身

两掌心平贴、仅用掌心之力相轻推，可加速血液循环，唤起精神，拥有好气色；改善贫血和高脂血症。

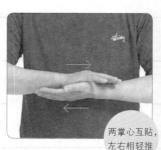

两掌心互贴，
左右相轻推

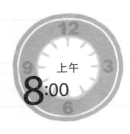

上班坐车 ➡
舒张四肢·活动腰臀

上午
8:00

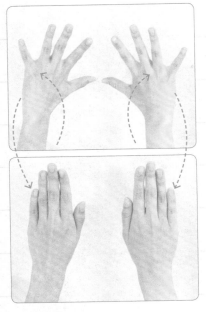

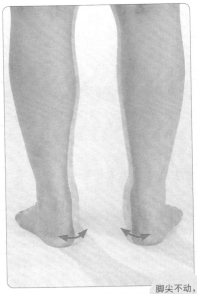

脚尖不动，
只拉动脚跟

张手 · P27

（排除病气）（改善手、腋下肿胀）

双手十指重复张开、收缩，促使病气从指缝排出。手指、手腕、转手、捏腋窝等手部动作，在大众交通工具上做不至于太突兀；而马路上空气不好，不宜做"呼吸运动"。

动脚跟 · P32

（久站脚酸）（运动胯部）

等车或搭车久站时，脚尖不动，脚跟向内、向外微微拉动，运动到胯部与臀部，有助耐站、不易疲累。

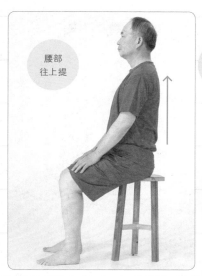

腰部
往上提

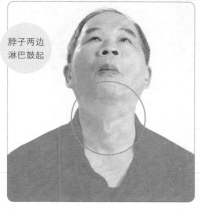

脖子两边
淋巴鼓起

吞舌根 · P40

强化气管　改善冷气病

嘴巴闭着，舌根平行往前后伸缩，
使脖子两边淋巴腺鼓起。有助强化
气管与肺部、运动肺部，预防咽喉、
扁桃腺、甲状腺、肺部问题。

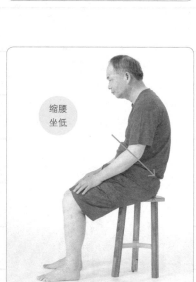

缩腰
坐低

腰上下拉 · P56

久坐腰酸　脊椎运动　避免骨刺

力道集中在腰部肌肉，反复上下拉动
腰部和脊椎，避免坐车腰酸、腰痛，
改善骨刺、僵直性脊椎炎。

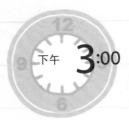

工作休息 ➡
头眼颈减压·关节伸展

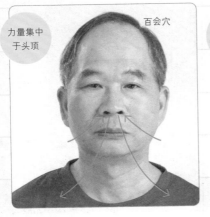

力量集中于头顶

百会穴

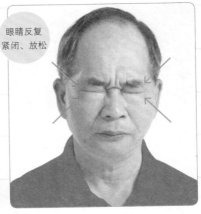

眼睛反复紧闭、放松

鼻吸少、鼻呼多 · P17

减轻脑压　头痛头晕

常到下午就偏头痛的上班族宜多做。力量放在头顶"百会穴"，鼻子吸气少，呼气细长多，让氧气进入脑再排出，减轻脑压，改善偏头痛、头晕、内分泌不平衡。

张闭眼皮 · P42

眼睛疲劳　干眼症　假性老花
假性近视

双眼反复紧闭、放松，拉动眉首和视神经，可改善眼睛疲劳、干眼症、眼疾等，电脑一族、假性老花者、假性近视者尤其要多做。

点头 · P47

硬颈　消除压力

下巴轻松贴向脖子，拉动后颈部和脑下垂体，可消除头颈压力、提高记忆力、预防痴呆、促进生长。

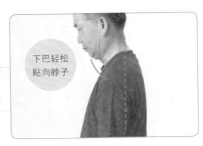

下巴轻松贴向脖子

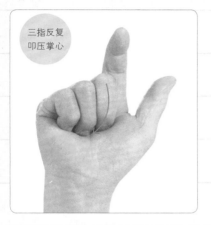

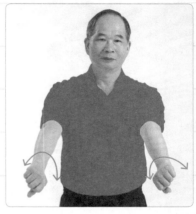

手指压掌心 · P25

记忆力衰退　预防阿尔兹海默症

反复用中指、无名指、小指用力叩压掌心，有助提高记忆力、改善记忆力退化。

转手 · P29

肩膀酸痛　肩周炎

手臂伸直，双手握拳或张开，向内、向外转动，可拉动肩膀，改善肩膀酸痛、肩周炎。

弓背 · P61

纾缓背痛　改善胸闷

久坐常引起背痛、胸闷，可做双肘弯曲、反复夹胸扩背的动作，拉动后背和胸椎来缓解。

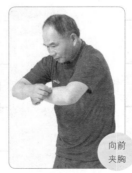

向前夹胸

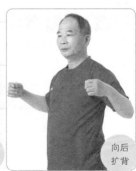

向后扩背

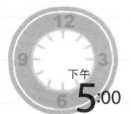

傍晚减肥 ➡
下午
5:00 **瘦身黄金时段**

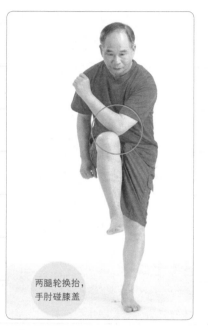

两腿轮换抬，
手肘碰膝盖

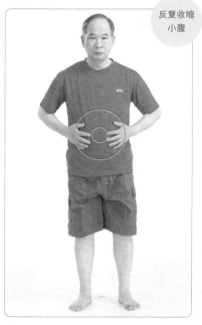

反复收缩
小腹

减肥运动·P50

（瘦身） （强健腿肌、膝盖）

**傍晚是人体燃烧脂肪最快的时段，
此时可多做瘦身运动。手肘弯曲，
反复用右手肘碰左膝盖、左手肘碰
右膝盖，也可强健腿部肌肉及关节。
（★饭后 90 分钟内勿做，且仅限于
原地动作。）**

缩小腹·P49

（消除啤酒肚） （胃胀） （经痛）

**反复收缩肚脐周围的腹肌，拉动下
腹与丹田，与后腰"命门穴"产生
共振，可配合呼吸一起做：吸气到
胸，呼气到腹部鼓起，加倍强化燃
脂，促进肠胃蠕动、下身内分泌、
子宫和膀胱功能，改善气血不足或
滞留。（★饭后 90 分钟内勿做。）**

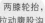
两膝轮抬，
拉动腹股沟

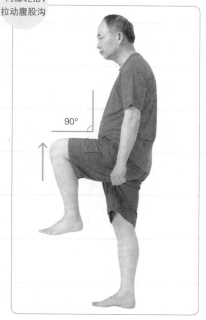
90°

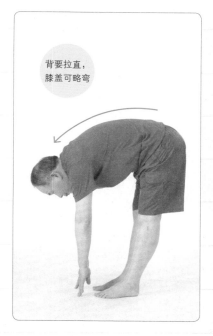
背要拉直，
膝盖可略弯

抬大腿 · P31

消除下半身肥胖　健腿强膝

交互提高单脚膝盖，使大腿和身体
呈 90° ，拉动腹股沟，可消除下半
身赘肉、强化前列腺、改善腹泻。

双手摸地 · P60

消除背肉　促进生长、长高

站直，弯腰时双手垂直碰地，拉动
背部脊椎、后半身膀胱经，促进生
长、长高。

每天
可做

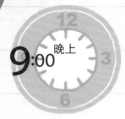

9:00 晚上

晚上调养 ➡
顾好胃·肾·生殖系统

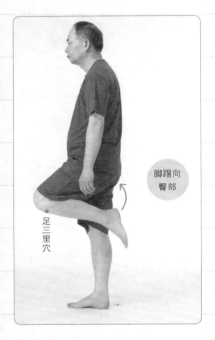

脚踢向
臀部

足三里穴

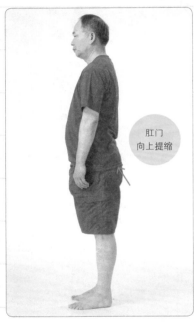

肛门
向上提缩

大腿往后踢 · P31

改善便秘 痔疮

身体站直，两脚轮流往臀部踢，拉动膝下"足三里穴"、大腿、腹股沟等穴位，可改善便秘、痔疮。

提肛 · P53

预防肾结石 排尿酸

阴道运动

全身站直，肛门向上提缩，似憋大便状，拉动括约肌和小腹肌肉，可运动到肾脏、阴道，预防单纯的肾病、肾结石、高尿酸等问题。

按摩腹股沟 · P52

防治前列腺病　卵巢疾病

男女不孕

双手顺腹股沟两侧上下按摩，促进淋巴腺畅通，可改善前列腺、卵巢、不孕问题。

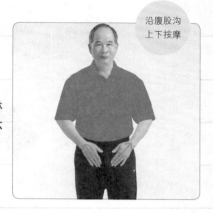

沿腹股沟上下按摩

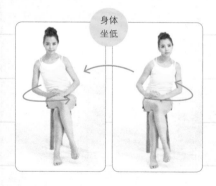

身体坐低

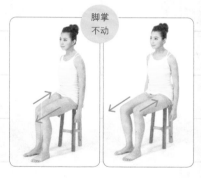

脚掌不动

卵巢运动 · P59

防治卵巢疾病　女性不孕

坐姿，翘脚，身体尽量压低，脊椎往上下左右画圈，拉动卵巢和腹股沟，强化卵巢并改善不孕问题。

大腿前后移 · P55

孕妇助产运动　改善便秘

坐姿，脚掌贴地不动，两膝盖带动大腿、臀部一前一后轻移，不可用力。可运动臀部、胯部、刺激坐骨神经，改善便秘、膝盖无力，有助孕妇自然生产。

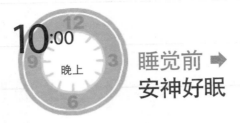

睡觉前 ➡
安神好眠

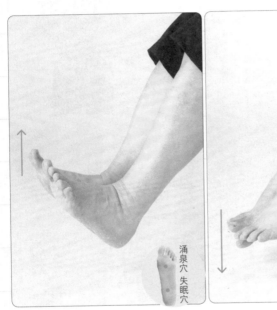

足三里穴

涌泉穴
失眠穴

脚掌上下·P33

改善失眠 更年期综合征

两脚掌先上翘，再轻松下压，反复拉动踝关节，运动到足三里穴、失眠穴、涌泉穴；促进胃部运动，有助睡眠，改善低血压、脚抽筋、怀孕害喜。做"脚板转圈""双呼吸""拉下巴"，也有助改善更年期失眠、情绪不安。

脊椎运动·P62

背部松筋　改善驼背

脊椎侧弯

坐姿伸腿，交互用一手摸另一边脚趾，可伸展背肌、帮助放松，并改善驼背、脊椎侧弯，预防骨骼和肾脏病症。（★以身体能前弯的程度为限，不要勉强。）

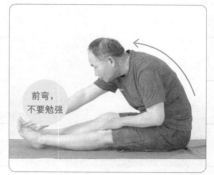

前弯，
不要勉强

平躺、动尾椎·P63

拉动尾椎　疏筋通气

平躺，两脚板反复向外、向内摆动（或一起向左、向右摆动），拉动脊椎末三节的筋骨，可运动胯部、臀部、督脉，帮助后半身疏筋通气，消除郁结；搭配第49页"缩小腹"，可促进下半身内分泌和气血顺畅。

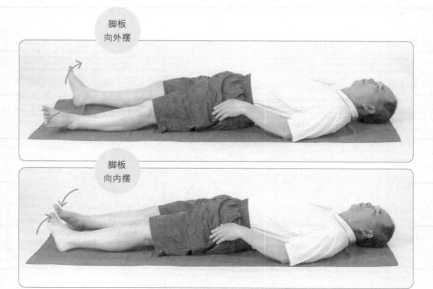

脚板
向外摆

脚板
向内摆